YANNEI YONGYAO

眼内用药

主编　刘汉生　唐细兰

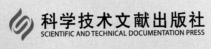

科学技术文献出版社
SCIENTIFIC AND TECHNICAL DOCUMENTATION PRESS

·北京·

图书在版编目（CIP）数据

眼内用药 / 刘汉生，唐细兰主编. -- 北京：科学技术文献出版社，2024.12. -- ISBN 978-7-5235-1866-3

Ⅰ. R771

中国国家版本馆 CIP 数据核字第 202472EH96 号

眼内用药

策划编辑：付秋玲	责任编辑：章梦婕	责任校对：张吲哚	责任出版：张志平

出　版　者　科学技术文献出版社
地　　　址　北京市复兴路15号　邮编 100038
编　务　部　(010) 58882938，58882087 (传真)
发　行　部　(010) 58882868，58882874 (传真)
邮　购　部　(010) 58882873
官 方 网 址　www.stdp.com.cn
发　行　者　科学技术文献出版社发行　全国各地新华书店经销
印　刷　者　北京虎彩文化传播有限公司
版　　　次　2024 年 12 月第 1 版　2024 年 12 月第 1 次印刷
开　　　本　787×1092　1/16
字　　　数　223千
印　　　张　14　彩插4面
书　　　号　ISBN 978-7-5235-1866-3
定　　　价　68.00元

主编简介

刘汉生，眼科主任医师。1987 年毕业于中山医科大学（现中山大学中山医学院），眼科学硕士研究生，2001—2003 年在美国约翰斯·霍普金斯大学约翰斯·霍普金斯医院威尔玛眼科研究所做访问学者。曾任爱尔眼科医院集团眼底病学组组长、合肥爱尔眼科医院院长、南京爱尔眼科医院院长、海南省人民医院眼科主任、海南省医学会眼科专业委员会副主任委员。现任爱尔眼科医院集团眼科影像学组组长、医疗管理中心副总监。

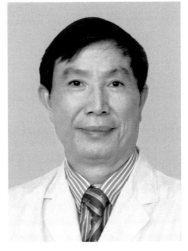

从事眼科临床 40 余年，致力于从临床实践中学习，将所学用于临床。对眼科的各亚专科有较深入和全面的了解，熟练掌握各种眼科手术操作。近 20 年偏重于玻璃体视网膜疾病的治疗及手术，对裂孔源性视网膜脱离、增殖性糖尿病视网膜病变及其他玻璃体视网膜病变的手术治疗、视网膜血管性疾病及新生血管性青光眼的眼内用药及激光治疗等有丰富的临床经验。

在眼科工作期间，主持国际合作课题 1 项、国家自然科学基金课题 1 项、省级课题 2 项。以第一作者身份发表中英文论文 20 余篇。主编《眼解剖学图解》《眼科功能影像检查》《眼底病的频域 OCT 检查图谱》《新英汉 - 汉英眼科词汇》，参编《现代基础眼科学》《翼状胬肉》等。

主编简介

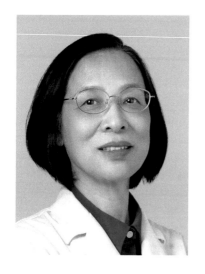

唐细兰，主任药师，原中山大学中山眼科中心药学部主任、爱尔眼科医院集团药学部主任及集团总药师。曾担任中国药学会医院药学专业委员会眼科药学学组组长、中国药学会医院药学专业委员会委员，被评为"中国药学会优秀药师"。现为《中药材》等期刊编委。

主要从事眼科药事管理、药物经济学、眼科药理和临床药学、药物临床试验等研究工作，重点为眼科合理用药、眼用新制剂研发及药物临床试验管理。先后在国内外核心期刊上发表论文 100 余篇，其中有 2 篇以第一作者身份发表的论文被 SCI 收录。主编及共同主编出版药学专著《眼科临床用药处方集》《眼科用药 450 问》《眼局部用药治疗手册》《眼科药物治疗学》《眼科药物手册》《新药手册——兼述老药新用》《实用临床新药手册》7 部。

曾承担广东省科技计划项目、广东省中医药局基金等 7 项研究课题，参与了多项省部级科研基金课题。2011—2017 年及 2023 年作为项目负责人成功举办国家级继续医学教育项目眼科药学学术会议 7 期。

任药学部主任期间，在眼科医院药事管理、眼科临床药学及药物临床试验管理等方面积累了丰富的经验。作为全国眼科药学的学术带头人之一，具有较高的眼科药学专业水平。

《眼内用药》编委会名单

前 言
PREFACE

眼睛是一个密闭的球形器官，眼底疾病的眼内用药治疗只能通过注射的方式，即前房内注射和玻璃体腔注射给药。眼内注射方法始于20世纪初，自21世纪血管内皮生长因子（VEGF）抑制剂被开发应用以来，眼内注射治疗呈指数级增长。因其可增加许多药物的治疗效果，降低全身严重不良事件的发生率，已被认为是治疗各种视网膜和脉络膜疾病（如眼内增生性病变、新生血管性疾病、葡萄膜炎、黄斑水肿等）最有效的手段。另外，在治疗各种感染性眼内炎和非感染性葡萄膜炎时，都显示了其作用优势。

眼底疾病各种各样，发病机制纷繁复杂。眼内使用的药物种类不同，作用机制不同，最终的效果也是因病不同、因人而异。即使是同一种眼病使用同一种药物，不同患者的治疗效果也可能完全不同，不同医师的临床用药感受也大不相同，因此，即便是通过很多专家研讨形成的共识与指南，在临床应用时也偶尔会无所适从。

眼内用药有它的共性，抗新生血管药物主要针对新生血管生长因子，与此相关的由新生血管形成引发的疾病似乎都可以应用；皮质类固醇抗感染药物针对各种炎症因子，眼内各种非感染性炎症性疾病都可应用。眼内用药又有它的个性，不同的抗新生血管药物，由于药物的作用机制不同，其用药效果会存在很大差异。不同药物对不同微生物感染有很强的针对性，用药时应作出合理的选择。

不少药物在国家特定的药品监管部门批准的文书及药品说明书上所标注的适应证只是有限的几种，应用于其他疾病是超说明书用药。本书中的超说明书用药，资料来源于眼科临床研究结果报告、专家共识与指南等，望眼科医师在临床用药参考时，去粗取精、审慎把握，使使药更加安全、更为有效。

不少眼底疾病的病程较长，而眼内注射的药物作用时间有限，往往需要多次重复给药。随着注射次数的增加，并发症也相应增多。医师在用药时要注意合理用药，严密监测患者的用药反应，尽可能避免或减少可能出现的并发症。只有通过不断探索与研究，发现问题，总结经验，才能使用药更为精准，使患者获得可靠的治疗效果。

随着眼内用药治疗方式的发展，能作为该方式用药的药物种类越来越多，能治疗的眼科疾病也越来越多，但目前对于眼内用药都只有一些专题性的文献报道，尚无系统、全面的文书总结。为了能较全面、系统、深入地梳理归纳目前流行的不同眼科疾病的眼内用药方案、药物选择、用药后的后续治疗等方面的经验，讨论眼内用药过程中可能面临的患者选择、并发症防治等问题，我们组织有关专家，通过复习大量相关文献资料并结合自身临床工作中的经验编写了这本书，希望能对眼科医师的临床工作有所裨益。由于眼内用药的药物种类较多，所治疗的疾病也多种多样，很多治疗方案仍在不断完善中，所参考的指南、共识也在不断修正；另外，因编写时间及编者所查阅的资料有限，书中难免存在疏漏之处，还请各位读者不吝赐教。

本书的编写得到了爱尔眼科医院集团及编者所在医院领导的大力支持，得到了集团医疗管理中心和医疗用品中心的大力协助，在此表示衷心的感谢！

编　者

2024 年 8 月 30 日于长沙

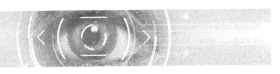

目　录
CONTENT

第一篇　眼内用药总论

第二篇　眼内用药各论

第一篇

眼内用药总论

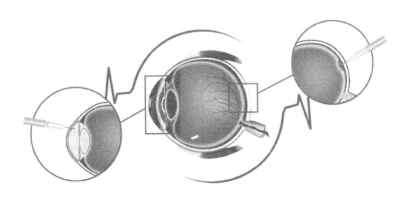

第一章
眼对药物的屏障作用与眼内用药

眼部对药物的屏障作用是客观存在的，必须克服这种屏障才能到达视网膜和玻璃体。

第一节 眼对药物的屏障作用

一、眼表的屏障作用

随着角巩膜缘区细胞逐渐向角膜中心迁移及角膜上皮细胞的成熟，角膜顶端的上皮细胞在细胞外间隙形成紧密连接，从而极大地限制了泪液中药物通过细胞间隙向前房的渗透，形成了功能完备的眼表屏障作用。

二、血-眼屏障

血-眼屏障（blood-ocular barrier，BOB）包括血-视网膜屏障和血-房水屏障，负责保持眼内液体的平衡，进而维持眼内压力。

1. 血-视网膜屏障（blood-retina barrier，BRB）

视网膜毛细血管内皮细胞紧密连接形成血-视网膜内屏障，具有单向主动运输功能，视网膜色素上皮（retinal pigment epithelium，RPE）形成血-视网膜外屏障，使视网膜组织液与脉络膜组织液分离。RPE除了有选择通透性，还能够主动运输。BRB类似血-脑屏障，是视网膜的关键部位，也是药物转运的主要屏障。脂溶性或小分子药物比水溶性大分子药物容易通过血－视网膜屏障。RPE尤其会阻碍大分子、正电荷的药物到达脉络膜。由于RPE的屏障作用，玻璃体腔注射给药不容易进入体循环，因而可降低全身毒性。

2. **血－房水屏障**（blood-aqueous barrier，BAB）

血－房水屏障由睫状上皮细胞间的紧密连接及基底膜、虹膜血管内皮细胞构成。睫状上皮细胞间的紧密连接及基底膜是此屏障最重要的解剖结构。血－房水屏障防止血浆蛋白及亲水性药物分子进入房水。在眼发生炎性病变、进行手术、发生创伤或血管性疾病时，该屏障的完整性会受到破坏，使血中的蛋白漏入前房和后房，并在房水中发生浓集。

血－眼屏障的存在，保护眼免受血流中外源性化学物质的侵入，同样也使药物不容易进入眼内。采用口服、肌内注射和静脉注射等全身给药方式，药物难以在眼组织蓄积，大多数药物不能在眼内达到有效的药物浓度，且易发生毒副作用。只有在眼缺氧、炎症状态下，血－眼屏障的完整性受到破坏，药物才能进入前房及玻璃体腔。

第二节　眼内用药的药代动力学

由于眼表及血－眼屏障对药物的屏障作用，当使用眼表局部用药甚至系统性给药方式预防眼内手术后的感染和治疗各种眼内病变时，各种药物不容易进入眼内，因而不能达到有效的药物浓度，影响预防及治疗效果。

眼内用药，目前主要是前房内注射（intracameral injection，ICI）给药和玻璃体腔注射（intravitreal injection，IVI）给药，是直接将药物注入前房或玻璃体腔。眼内给药方式避开了血－眼屏障的限制，药物能够在病变部位快速达到有效治疗浓度，作用直接，所需药物剂量低，疗效好，主要适用于眼内炎症、感染及视网膜黄斑疾病等，因此成为眼内病变重要的治疗手段，近年来已得到越来越多的应用，适应证也在逐渐增多。

眼内用药的方式保证了在前房、玻璃体和视网膜聚集较高的药物浓度，并且通过RPE的屏障作用能减少药物进入体循环可能带来的毒性。

起始剂量、分布容积、消除速率决定了眼内的药物水平。药物进入到玻璃体腔后会花几个小时的时间扩散至整个玻璃体，小分子药物相比于大分子药物分布得更快。玻璃体腔注射给药目前是大分子药物临床应用的主要给药方式，因此大分子量和亲水性的药物在玻璃体腔的半衰期更长。

在角膜、虹膜、睫状体及视网膜中有许多药物代谢酶［如细胞色素 P450 酶（CYP450）、乙醛氧化酶、醛 / 酮还原酶、环氧酶、单胺氧化酶、水解酶等］，进入眼内的药物一般通过视网膜中的酶进行代谢，在这些代谢酶的作用下发生代谢失活。

药物可能通过以下两个途径最终从眼内消除。

1. 眼前区清除途径

（1）药物通过房角、巩膜静脉窦向眼外转运的房水前向引流。这个途径的消除速率约为 3 mL/min。

（2）药物吸收进入虹膜血管系统，通过前葡萄膜上的血流转运。这个途径较慢，并且依赖于药物穿过血管内皮细胞层的能力，脂溶性药物排泄得较快。

2. 眼后区清除途径

药物通过视网膜血管系统运送至眼后区，经脉络膜、体循环或淋巴排出。脉络膜血流量大，药物在脉络膜的清除非常快。但眼后区清除途径局限于分子量小、脂溶性的药物，通过被动扩散穿过 BRB；大分子药物不容易透过视网膜，主要是通过房水流入前房进行排泄。

药物的分子量大小、亲脂性或亲水性、离子性及电荷影响其通过玻璃体腔及血 - 眼屏障的扩散，进一步改变输送到眼后节药物的消除率。由于这些药物消除的动力学，在年龄相关性黄斑变性（age-related macular degeneration，AMD）、视网膜静脉阻塞（retinal vein occlusion，RVO）和糖尿病性黄斑水肿（diabetic macular edema，DME）的治疗期间，每月和每两个月注射一次对于维持疗效和改善视力的重要性是不言而喻的。

玻璃体腔注射给药，药物的半衰期相对较短，大多数患者要接受重复注射治疗才能获得并保持所需的治疗效果。因此，玻璃体腔注射受眼部药代动力学和需要重复治疗的限制。这种重复治疗增加了成本、风险和患者的不适感。

（刘汉生）

参考文献

[1] KIM S H，LUTZ R J，WANG N S，et al. Transport barriers in transscleral drug delivery for retinal diseases[J]. Ophthalmic Res，2007，39：244-254.

[2] DURAIRAJ C，SHAH J C，SENAPATI S，et al. Prediction of vitreal half-life based on drug physicochemical properties：quantitative structure-pharmacokinetic relationships（QSPKR）[J]. Pharm Res，2009，26：1236-1260.

第二章
眼内用药的发展过程

第一节　眼内用药的过去

玻璃体腔注射（intravitreal injection，IVI）治疗始于 20 世纪初。早在 1911 年，德国眼科医师 Ohm 报道了玻璃体腔注射空气用于视网膜脱离的修复。1945 年，眼内注射青霉素被用到囊外白内障摘除术后形成的玻璃体脓肿中，效果良好。此后，玻璃体腔注射被用于治疗眼内炎（endophthalmitis，EO）、视网膜脱离和巨细胞病毒性视网膜炎等各种眼内疾病。20 世纪 70 年代后，人们对曲安奈德在眼内的作用、用量及安全性进行了不少研究，曲安奈德的眼内注射成了眼内增生性病变、新生血管性疾病、葡萄膜炎、黄斑水肿等的治疗方法。自 21 世纪初，血管内皮生长因子（vascular endothelial growth factor，VEGF）抑制剂被开发应用以来，玻璃体腔注射治疗呈指数级增长。目前，玻璃体腔用药因为可以增加许多药物的眼部治疗效果，降低全身不良事件的发生率，已被认为是各种视网膜和脉络膜疾病最有效的治疗方式。

第二节　眼内用药的现状

目前，抗 VEGF 药物的眼内用药已被作为 AMD、RVO、糖尿病视网膜病变等眼内疾病的治疗首选，包括雷珠单抗（Ranibizumab）、阿柏西普（Aflibercept）、康柏西普（Conbercept）等已被用于这些疾病的治疗。抗 VEGF 的超说明书用药（off-lab）在眼底疾病的治疗中也很常见，如不同原因所致的脉络膜新生血管（choroidal neovascularization，CNV）、Coat's病、早产儿视网膜病变、新生血管性青光眼等。曲安奈德（triamcinolone acetonide，TA）的眼内给药已有近五十年的历史，被用于各种非感染性葡萄膜炎、视网膜血管炎，甚至糖尿病视网膜病变、视网膜静脉阻塞等炎症相关性疾病。另外，各种感染性眼内炎的眼内抗感染用药、肿瘤的眼内化疗等，都显示了眼内用药对眼底疾病治疗的作用优势。

尽管玻璃体腔注射给药是一种治疗眼后部疾病的有效方法。但是，随着注射次数的增加，并发症会相应增多。眼内植入物是一种经手术植入眼球内的控释给药系统，通过手术将药物植入眼内，可避免引起全身不良反应，大大降低了眼内感染的概率；植入给药能够避开血–眼屏障，将治疗药物直接传输到作用部位，靶向性强；植入物在眼内停留的时间从几个月到几年不等，可在特定部位以恒定的速率持续释药并维持治疗浓度，能够消除因间歇给药和药量不均匀产生的峰、谷现象；药物在植入部位缓慢释放，延长了药物在眼内的作用时间。因此，眼内植入给药是目前治疗眼后部疾病较高效的方法。但是，由于植入剂在眼内停留时间较长，植入物对无菌的要求更为严格，同时，为了避免排斥反应，植入物的材料必须无毒。

玻璃体腔皮质类固醇缓释植入物是针对后葡萄膜炎开发的，主要用于需要长期用药的慢性葡萄膜炎，也用于视网膜血管性疾病，包括与视网膜静脉阻塞和糖尿病相关的黄斑水肿。如缓释型地塞米松玻璃体腔植入剂，用于后葡萄膜炎、RVO 和 DME 等眼内疾病的治疗。

除通过巩膜切口将药物植入玻璃体腔的方式之外，还有将药物直接植入眼后段的作用部位的方式，这就减少了对眼前部特别是睫状体的干扰，一般仅适用于慢性、进展性、恶性的眼部疾病。

第三节　眼内用药的未来

尽管玻璃体腔药物注射增加了眼内病变组织（视网膜、脉络膜、视网膜色素上皮）的药物浓度，同时减少了全身不良反应。由于药物的半衰期相对较短，大多数患者要接受重复注射治疗，才能获得并保持所需的治疗效果。这种重复治疗增加了成本、风险和患者不适感。

在眼科用途最为广泛的抗 VEGF 药物，未来的焦点是延长药物持久性，以减少患者的治疗频率和就诊次数。降低药物的分子量是增加抗 VEGF 药物剂量的途径之一，药物结合亲和力的改变（如阿柏西普和康柏西普等 VEGFR 融合蛋白）能使药物的清除率降低，延长其作用时间。开发具有更长半衰期的药物也是目前热门的课题，KSI-301 就是利用分子量延长药物寿命和降低玻璃体腔注射频率的一个例子。KSI-301 是一种抗 VEGF 抗体 - 生物聚合物偶联物，由人源化抗 VEGF 抗体和超高分子量磷酸胆碱基聚合物组成，其分子量大小和临床剂量产生的等效摩尔剂量是雷珠单抗的七倍，可提高眼内稳定性和药物持久性，在延长剂量方面成果可期。

新的药物递送方案也为眼后节疾病的治疗提供了希望。近年来已经开发了诸如囊泡、颗粒和缓控递送系统之类的生物制剂输送系统，用于眼后组织药物输送。这种药物递送方案可以通过缓释递送（如已投入临床应用的皮质类固醇植入物及正在研究中的可再填充储液槽）、在脉络膜上间隙输入药物（如空心微针、脉络上插管）或可完全规避重复注射（如封装细胞技术）来减轻治疗负担并最大限度地降低注射风险。

一、囊泡系统

1. 纳米素（nanomicelles）

纳米素分子由两亲性分子（amphiphilic molecules）组成，能够自组装粒径范围在 10 ~ 100 nm 的胶体体系。Iriyama 等应用纳米素载体进行基因递送以阻碍脉络膜新生血管形成。

2. 脂质体（liposomes）

脂质体是可生物降解和生物相容的脂质囊泡，除胆固醇和聚合物等其他成分外，还包括一层或多层磷脂。脂质体具有细胞膜状结构，使它们成为无可挑剔的胶体递送系统；能包封并输送亲水性和亲脂性药物，已被用于小分子药物的眼内输送。Abrishami 等评估了在大鼠通过玻璃体腔注射纳米脂质体包封的贝伐珠单抗。研究表明，与单独使用游离药物相比，即使在第 42 天，贝伐珠单抗在纳米脂质体递送中的

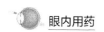

浓度也更高。这些结果表明，生物制剂可以封装在脂质体中，能在眼内达到更高的浓度。

二、颗粒

颗粒包括纳米粒子和微粒。

纳米粒子和微粒是正在探索的大分子药物递送的胶体递送系统。这些颗粒由具有生物相容性并可生物降解的聚合物组成，与传统的递送系统相比具有多种优点。这些制剂可应用于抗 VEGF 治疗，以便输送到眼后组织治疗后部疾病。Patel 等开发了基于蛋白质持续释放的新型可生物降解的五嵌段共聚物纳米颗粒，利用各种五嵌段共聚物包封生物制剂，如 IgG、贝伐珠单抗和 FITC-BSA。在几种眼部细胞系中的体外研究中检查五嵌段共聚物时未显示任何细胞毒性或炎症介质释放。颗粒在很长一段时间内释放 Ig-G、贝伐珠单抗和 FITC-BSA。此外，释放的 IgG 作为天然 IgG 在很长一段时间内可保持稳定。

三、缓释递送系统

1. 纳米管（nanotubes）

纳米管也被用于眼后段药物递送，可以在眼组织中维持较高的药物浓度。Panda 等研究了自组装二肽苯丙氨酸 α 和 β- 氢苯丙氨酸纳米管。这些递送系统能够以 25% 的效率在玻璃体腔持续递送靶向酪氨酸激酶抑制剂——帕唑帕尼，并且在视网膜细胞中没有观察到毒性。与体内单独使用帕唑帕尼溶液相比，玻璃体、视网膜 RPE 和脉络膜中的帕唑帕尼能以较高浓度存在 15 天。

2. 植入物（implants）

植入物是目前流行的一种眼部药物递送方式。已投入市场的植入物包括 Vitrasert、Retisert、Ozurdex 和 Iluvien。这些植入物中的大多数仅限于小分子药物。

除一次性使用的植入物外，目前还开发了两种可再填充的药物递送装置，具体如下。

（1）端口递送系统（port delivery system，PDS） 是一种不可生物降解的植入物，也是可再填充的药物递送装置。该植入物的主要特征是有通过经结膜注射重新填充的能力。用于新生血管性 AMD 和非感染性葡萄膜炎的治疗，目前处于初步安全性和有效性的 I 期和 II 期试验中。如雷珠单抗 PDS，含有高浓度的雷珠单抗（100 mg/mL），可以适当的间隔连续将雷珠单抗释放到玻璃体腔中，延长治疗持续时间，从而更持久地治疗。

目前上市或正在进行临床试验的植入物包括不可生物降解的聚合物，如更昔洛韦、氟轻松丙酮、曲安奈德和雷珠单抗等药物。此外，还开发了含有地塞米松、曲安奈德和雷珠单抗的可生物降解聚合物。

（2）植入式储液槽　是具有微创再填充能力、带微泵的植入式储液器，植入眼睛类似于青光眼引流的装置，通过编程控制微泵向眼内释放连续的纳升药物剂量，并可以经结膜注射的方式重新填充储液器。

3. 树枝状聚合物（dendrimers）

树枝状聚合物已被用作药物输送中的纳米载体系统。它包括外部的分支结构和封装及靶向各种分子的核心。树枝状聚合物可以捕获不同分子量的亲水性或疏水性分子。Marano 等利用氨基酸树枝状聚合物将抗 VEGF 寡核苷酸输送到患者眼睛中，用于治疗激光诱导的 CNV。体内研究显示，在视网膜细胞层中可观察到 CNV 和寡核苷酸的抑制。由于树枝状聚合物的正电荷与生物膜的负电荷的相互作用可导致膜破坏和侵蚀，这种高毒性特征使树枝状聚合物在眼部药物递送中的应用受到限制。

四、封装细胞技术

眼内注射和基于植入物的治疗受到可输送药物的体积和浓度的限制，而开发可无限期产生和分泌生物活性分子的封装细胞系就可能没有重复用药的需要。封装细胞技术需要对细胞系进行基因分离，以持续性地产生用以治疗某种疾病的基因产物，然后通过胶原蛋白和透明质酸基水凝胶进行封装。NT-501 是一种植入式封装细胞治疗装置，含有经过基因修饰的人视网膜色素上皮细胞，可将治疗剂量的睫状神经营养因子（ciliary neuro-trophic factor，CNTF）分泌到眼内，用于治疗视网膜退行性疾病。最近，研究人员已经设计了视网膜色素上皮细胞系，它能产生抑制内源性 VEGF 活性的可溶性 VEGF 受体。研究表明，这种细胞系至少要在 50 天的研究期间保持活力，基因产物保持恒定。一项针对黄斑变性患者地图样萎缩产生睫状神经营养因子的封装细胞系的Ⅱ期研究显示，植入后视网膜厚度的剂量依赖性增加长达12个月。该技术在其他视黄醇退行性疾病中显示出较好的前景，主要针对视网膜色素变性、黄斑毛细血管扩张症和色盲等。

五、脉络膜上腔药物输送

该方法是将药物输送到脉络膜上腔这个潜在空间，有更高浓度的药物用于视网膜、脉络膜等靶向组织，较低浓度的药物进入眼前节结构。

总之，虽然玻璃体腔注射仍然是治疗眼后节疾病的主要治疗方法，特别是用于视网膜血管疾病的抗VEGF药物，但采用玻璃体腔注射皮质类固醇植入物为研究者们提供了开发缓释药物递送的背景。

（刘汉生）

参考文献

[1] OHM J. Über die Behandlung der Netzhau-tablösung durch operative Entleerung der subretinalen Flüssigkeit und Einspritzung von Luft in den Glaskörper[J]. Graefes Arch Ophthalmol, 1911, 79: 442-450.

[2] FEIGENBAUM A, KORNBLUTH W. Intravitreal injection of penicillin in a case of incipient abscess of the vitreous following extracapsular cataract extraction; perfect cure[J]. Ophthalmologica, 1945, 300-305.

[3] TAO Y, JONAS J B. Intravitreal triamcinolone[J]. Ophthalmologica, 2011, 225 (1): 1-20.

[4] KAISER S M, AREPALLI S, EHLERS J P. Current and Future Anti-VEGF Agents for Neovascular Age-Related Macular Degeneration[J]. J Exp Pharmacol, 2021, 13: 905-912.

[5] IRIYAMA A, OBA M, ISHII T, et al. Gene transfer using micellar nanovectors inhibits choroidal neovascularization in vivo[J]. PloS one, 2011, 6 (12): e28560.

[6] ABRISHAMI M, ZAREI-GHANAVATI S, SOROUSH D, et al. Preparation, characterization, and in vivo evaluation of nanoliposomes-encapsulated bevacizumab (avastin) for intravitreal administration[J]. Retina, 2009, 29 (5): 699-703.

[7] PATEL S P，VAISHYA R，PAL D，et al. Novel pentablock copolymer-based nanoparticulate systems for sustained protein delivery[J]. AAPS PharmSciTech，2015，16（2）：327-343.

[8] PATEL S P，VAISHYA R，MISHRA G P，et al. Tailor-made pentablock copolymer based formulation for sustained ocular delivery of protein therapeutics[J]. Journal of drug delivery，2014，2014：401747.

[9] PANDA J J，YANDRAPU S，KADAM R S，et al. Self-assembled phenylalanine-α, β-dehydrophenylalanine nanotubes for sustained intravitreal delivery of a multi-targeted tyrosine kinase inhibitor[J]. Journal of controlled release，2013，172（3）：1151-1160.

[10] WANG J，JIANG A，JOSHI M，et al. Drug delivery implants in the treatment of vitreous inflammation[J]. Mediators of inflammation，2013，2013：780634.

[11] LO R，LI PY，SAATI S，et al. A passive MEMS drug delivery pump for treatment of ocular diseases[J]. Biomed Microdevices，2009，11：959-970.

[12] SAATI S，LO R，LI P-Y，et al. Mini drug pump for ophthalmic use[J]. Curr Eye Res，2010，35：192-201.

[13] PATEL S R，BEREZOVSKY D E，MCCAREY B E，et al. Targeted administration into the suprachoroidal space using a microneedle for drug delivery to the posterior segment of the eye[J]. Invest Ophth Vis Sci，2012，53：4433-4441.

[14] MADAAN K，KUMAR S，POONIA N，et al. Dendrimers in drug delivery and targeting：Drug-dendrimer interactions and toxicity issues[J]. Journal of pharmacy & bioallied sciences，2014，6（3）：139-150.

[15] MARANO R J，TOTH I，WIMMER N，et al. Dendrimer delivery of an anti-vegf oligonucleotide into the eye：A long-term study into inhibition of laser-induced cnv，distribution，uptake and toxicity[J]. Gene therapy，2005，12（21）：1544-1550.

[16] JAIN K，KESHARWANI P，GUPTA U，et al. Dendrimer toxicity：Let's meet the challenge[J]. International journal of pharmaceutics，2010，394（1-2）：122-142.

[17] YAVUZ B，PEHLIVAN S B，UNLU N. Dendrimeric systems and their applications in ocular drug delivery[J]. Scientific World Journal，2013，2013：732340.

[18] SOTOODEHNEJADNEMATALAHI F，BURKE B. Human activated macrophages and hypoxia：

A comprehensive review of the literature[J]. Iranian journal of basic medical sciences，2014，17（11）：820-830.

[19] KONTTURI L S，COLLIN E C，MURTOMAKI L. Encapsulated cells for long-term secretion of soluble VEGF receptor 1：material optimization and simulation of ocular drug response[J]. Eur J Pharm Biopharm，2015，95：387-397.

[20] BIRCH D G，WELEBER R G，DUNCAN J L，et al. Ciliary neurotrophic factor retinitis pigmentosa study groups. Randomized trial of ciliary neurotrophic factor delivered by encapsulated cell intraocular implants for retinitis pigmentosa[J]. Am J Ophthalmol，2013，156：283-292.

第三章
常用于眼内的药物

眼是人体重要的视觉感受器。血-眼屏障的存在，既保护了眼免受血流中外源性化学物质的侵入，也使药物不容易进入眼内。采用口服、肌内注射和静脉注射等的全身给药方式，药物难以在眼组织蓄积，多数药物不能在眼内达到有效的药物浓度，且易发生毒副作用。因此，开发能直接用于眼内的药物，对于许多眼内疾病的治疗，特别是视网膜和脉络膜疾病有十分重要的临床意义。目前，已有不少用于眼内的药物，包括抗新生血管药物、各种抗生素、皮质类固醇激素等。

第一节　抗新生血管药物

眼部新生血管（neovascularization，NV），特别是脉络膜新生血管是一种严重的眼部病变，可以导致明显的视力损害。采用玻璃体腔注射抗血管内皮生长因子（VEGF）对该疾病的治疗具有良好的效果。

在我国，目前已批准上市的抗 VEGF 药物有雷珠单抗、阿柏西普、康柏西普等，其各自的参数见表 3-1。

表 3-1　抗 VEGF 药物的特点

通用名	雷珠单抗	阿柏西普	康柏西普
结构	人源化单克隆抗体 Fab 片段	受体融合性糖蛋白	受体融合性糖蛋白
分子量 /kD	48	115	142

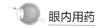

续表

通用名	雷珠单抗	阿柏西普	康柏西普
抑制因子	VEGF-A	VEGF-A VEGF-B 胎盘生长因子	VEGF-A VEGF-B 胎盘生长因子
规格	0.2 mL : 2 mg	1 mL : 40 mg	0.2 mL : 2 mg
给药剂量	0.5 mg/0.05 mL	2 mg/0.05 mL	0.5 mg/0.05 mL
疗程	每月给药 1 次，连续给药 3 个月（初始期）之后，根据病情症状再进行给药	每月给药 1 次，连续给药 3 个月（初始期），然后每 2 个月给药 1 次	每月给药 1 次，连续给药 3 个月（初始期），然后每 3 个月给药 1 次

一、雷珠单抗（ranibizumab）

【药理作用】雷珠单抗为一种重组的人源化单克隆抗体片段，分子量为 48 kD。它对 VEGF-A 具有高亲和力，可抑制其作用并阻断其对 VEGF 受体（VEGFR1 和 VEGFR2）的刺激。VEGF-A 是一种关键的信号糖蛋白，可触发缺氧组织中的内皮细胞增殖、细胞迁移、血管渗漏和血管生成，同时与位于细胞表面的两种酪氨酸激酶受体（VEGFR1 和 VEGFR2）结合，发挥其生物学效应。雷珠单抗与 VEGFR1 和 VEGFR2 结合，阻止 VEGF-A 与这些受体的相互作用。雷珠单抗具有相对分子量小、易穿透视网膜和生物利用率高等特点，能够非特异性地结合多个具有生物学活性的 VEGF-A 异构体，通过降低 VEGF 的表达，降低血管的通透性并抑制病理性新生血管产生。

【眼部药代动力学】基于群体药代动力学分析和本品在接受 0.5 mg 剂量的患者血清中药物的消除，本品在玻璃体腔的平均消除半衰期约为 9 天。每月在玻璃体腔注射本品 0.5 mg 后，约在给药后 1 天达预期血清峰浓度（C_{max}），一般范围在 0.79 ～ 2.90 ng/mL；而预期血清谷浓度（C_{min}）一般范围在 0.07 ～ 0.49 ng/mL。本品的血清浓度比玻璃体中的浓度低 9 万倍。在肾功能受损患者中，本品清除率的下降无临床显著意义，因此不需要进行剂量调整。目前尚无有关本品在肝功能损害患者中药代动力学的正式研究。

【眼科适应证】①新生血管性年龄相关性黄斑变性（AMD）；②继发于视网膜静脉阻塞（RVO）所致的黄斑水肿；③病理性近视所致的新生血管（mCNV）；④糖尿

病黄斑水肿（DME）。

【眼内用法用量】玻璃体腔注射：推荐剂量为 0.5 mg/0.05 mL，每月 1 次。如果不能长期每月注射给药，也可在初始 3 个月连续每月 1 次注射给药后，按需给药。

【注意事项】①孕妇禁用；②对本品或本品成分中任何一种辅料过敏者禁用；③眼周或眼部感染患者禁用；④活动性眼内炎患者禁用；⑤本品仅用于玻璃体腔注射，应在有资质的医院和眼科医师的环境下使用；⑥本品不得与其他抗血管内皮生长因子药物同时使用（全身或局部使用）；⑦注射后 60 分钟内可观察到眼内压升高，因此，需同时对眼内压和视神经盘的血流灌注进行监测和适当治疗；⑧目前尚无哺乳期妇女用药的相关资料，故不推荐该人群应用；⑨不建议儿童与青少年使用，因缺乏此亚组人群的安全性与有效性数据；⑩老年及肝损伤、肾损伤患者应用时无须调整剂量。

二、阿柏西普（aflibercept）

【药理作用】阿柏西普由来自人 VEGFR1 和 VEGFR2 的细胞外结合域融合到人免疫球蛋白 -G1 骨架的 Fc 段组成。与雷珠单抗类似，阿柏西普与 VEGF-A 家族的所有异构体结合，同时与 VEGF-B 和胎盘生长因子结合。值得注意的是，阿柏西普可以通过阻断胎盘生长因子信号来调节由高血糖引起的视网膜炎症。当视网膜病变处于炎症过程时，阿柏西普可通过抑制细胞外信号调节激酶的方式对视网膜细胞起保护作用，这可能有助于糖尿病视网膜病变（DR）的早期管理。此外，阿柏西普对 VEGF 的亲和力远高于雷珠单抗（约 140 倍），且该分子的大小约为 115 kD，产生超过雷珠单抗 1 个月玻璃体腔的结合活性。阿柏西普作为 VEGF 家族各成员（包括 VEGF-A）及胎盘生长因子（placental growth factor，PLGF）的一种可溶性诱饵受体发挥作用，抑制这些因子与同源 VEGF 受体的结合，从而抑制异常的血管生成及渗漏。

【眼部药代动力学】玻璃体腔注射后，部分阿柏西普与眼部内源性 VEGF 结合，形成非活性阿柏西普 -VEGF 复合物。一旦被缓慢吸收并进入体循环，其主要以稳定的无活性的复合物（与 VEGF 结合）形式存在于体循环中。

一项在 6 例多次取样的新生血管性 nAMD 患者中开展的药代动力学研究显示，于玻璃体腔注射本品 2 mg 后的 1 ～ 3 天，会得到较低的游离阿柏西普的最大血浆浓度（全身 C_{max}），平均值约为 0.02 µg/mL（0 ~ 0.054 µg/mL）。在几乎所有患者中，两周内游离药物浓度下降至无法检测出的水平。每 4 周一次玻璃体腔注射的结果显示，阿柏西普未在血浆中有蓄积。

【眼科适应证】成人的糖尿病性黄斑水肿（DME）。

【眼内用法用量】玻璃体腔注射，推荐剂量为 2 mg/0.05 mL。治疗方式为每月一次注射给药，初始期连续 5 个月，然后按需给药。本品治疗 12 个月后，可根据视力和（或）解剖学结果延长治疗间隔。

【注意事项】①对阿柏西普或本品中任一辅料过敏、活动性或疑似眼部或眼周感染、严重的活动性眼内炎者禁用；②需同时对眼内压和视神经盘的血流灌注进行监测和适当治疗；③使用本品后，存在潜在的动脉血栓栓塞风险；④本品在糖化血红蛋白（HbA1c）超过 12% 的增殖性糖尿病性视网膜病变患者或 1 型糖尿病导致的 DME 患者中的治疗经验有限；⑤本品不得与其他抗 VEGF 药物同时使用（全身或局部）；⑥目前尚无妊娠期及哺乳期妇女用药的相关资料，故不推荐该人群使用；⑦目前尚未在儿童和青少年中确立本品的安全性和有效性。

三、康柏西普（conbercept）

【药理作用】康柏西普是一种由 VEGF 受体与人免疫球蛋白 Fc 段基因重组的融合蛋白。其通过阻断由 VEGF 介导的信号传递，竞争性地抑制 VEGF 与受体结合，并阻止 VEGF 家族成员（VEGF-A、VEGF-B 和 PLGF）的激活，从而抑制内皮细胞增殖和血管新生，治疗多种眼底新生血管性疾病。康柏西普玻璃体腔注射能显著降低 VEGF 的水平，但不会显著改变其他炎症细胞因子或生长因子的水平。康柏西普是我国首个获得世界卫生组织国际通用名、拥有全自主知识产权的生物 I 类新药。

【眼部药代动力学】康柏西普眼用注射液通过玻璃体腔注射，主要在局部发挥作用。玻璃体腔的康柏西普剂量很低，而且作为 142 kD 的生物大分子，很难透过正常的血 – 眼屏障，因此在绝大部分患者的多数采血点均无法检出药物。家兔接受单次双眼康柏西普（每眼 0.5 mg 或 1.5 mg）的玻璃体腔注射后，血清中的康柏西普浓度较低，给药后 8 ~ 16 天降至检测不到的水平，C_{max} 的峰值分别为 65 ng/mL 和 166 ng/mL；在玻璃体腔注射给药后，康柏西普迅速从玻璃体腔分布到周围眼组织，并从所有眼组织中清除，并在 34 天内于脉络膜、RPE 和视网膜中保持、高于半抑制浓度（IC_{50}）。在一项关于早产儿视网膜病变患者玻璃体腔注射 0.25 mg/0.025 mL 康柏西普的药代动力学研究中，结果显示血清康柏西普在基线和第 4 周时低于定量限，在 1 周时为（19.81 ± 7.60）ng/mL。

【眼科适应证】①新生血管性年龄相关性黄斑变性（nAMD）；②继发于病理性近视的脉络膜新生血管（mCNV）引起的视力损伤。

【眼内用法用量】初始期治疗 3 个月，每月注射 1 次，剂量为 0.5 mg/0.05 mL，之后按需给药，两次注射的间隔时间不得小于 1 个月。

【注意事项】①孕妇禁用；②对本品或本品成分中任何一种辅料有过敏者禁用；③眼周或眼部感染者禁用；④活动性眼内炎患者禁用；⑤需同时对眼内压和视神经盘的血流灌注进行监测和适当治疗；⑥长期过度使用本品有出现地图样萎缩的可能；⑦本品不得与其他抗 VEFG 药物同时使用（全身或局部）；⑧有生育能力的妇女应在治疗期间采取有效的避孕措施；⑨建议患者在用本品治疗期间不要哺乳；⑩儿童用药尚无可靠参考文献；⑪老年用药，随着年龄增加，没有发现本品的有效性和安全性与一般人群有显著差异。

四、国内尚未上市相关新药

1. 布西珠单抗（brolucizumab）

【药理作用】布西珠单抗是一种人类 VEGF 抑制剂，与 VEGF-A 的一种主要亚型（如 VEGF110、VEGF121 和 VEGF165）结合，从而防止其与受体 VEGFR1 和 VEGFR2 的相互作用。布西珠单抗通过抑制 VEGF-A，抑制内皮细胞增殖及新生血管形成，降低血管通透性。

【眼部药代动力学】研究表明，AMD 患者单次玻璃体腔注射 6 mg 布西珠单抗后，未与 VEGF-A 结合的游离布西珠单抗在给药后 24 小时达到 C_{max}，血清范围为 9 ～ 548 ng/mL，平均 C_{max} 为 49 ng/mL。在重复给药约 4 周后，布西珠单抗浓度接近或低于 0.5 ng/mL（分析定量下限），并且在大多数患者中未观察到血清中的蓄积。单次玻璃体腔给药后，布西珠单抗的全身半衰期约为（4.4 ± 2.0）天。

【眼科适应证】用于治疗新生血管性年龄相关性黄斑变性（2019 年已在美国 FDA

批准上市）。目前国内关于该药对糖尿病性黄斑水肿导致的视力损害的Ⅲ期临床试验已经完成。

【眼内用法用量】6 mg/0.05 mL（120 mg/mL），在前3个月中，每月（大约每25～31天）通过玻璃体腔注射给药一次，然后每8～12周再次给药6 mg/0.05 mL。

【注意事项】①眼部和眼周感染、活动性眼内炎、已知对本品及其中任何赋形剂过敏者禁用；②有眼内压升高的可能；③目前尚未确定在妊娠期、哺乳期妇女及儿童中的安全性和有效性；④对65岁以上人群，随着年龄的增长，疗效或安全性没有显著差异，无须调整给药方案。

2. 法利昔单抗（faricimab）

【药理作用】法利昔单抗是人类双特异性抗体，是一种血管内皮生长因子（VEGF）和血管生成素2（Ang-2）抑制剂。法利昔单抗通过抑制VEGF-A进而抑制内皮细胞增殖、新生血管形成和降低血管通透性。在一些nAMD和DME患者中，Ang-2水平会升高。法利昔单抗通过抑制Ang-2，被认为可以促进血管稳定性，并使血管对VEGF-A的作用脱敏。Ang-2的抑制对DME、nAMD和继发于BRVO的黄斑水肿的治疗作用及临床应答的贡献尚待确定。

【眼部药代动力学】法利昔单抗最大血浆浓度（C_{max}）约在给药后2天出现。nAMD和DME患者血浆中，未与VEGF-A和Ang-2结合的游离法利昔单抗血浆C_{max}估计分别为（0.23±0.07）μg/mL和（0.22±0.07）μg/mL。反复在玻璃体腔给药后，每8周给药剂量的平均血浆游离法利昔单抗C_{min}预计为0.002～0.003 μg/mL。尽管未在玻璃体中直接测定，但当重复使用法利昔单抗时，预计不会在玻璃体中累积，也不会在血浆中检测到法利昔单抗的累积。法利昔单抗的代谢和消除尚未完全确定，可能在溶酶体中分解为小肽和氨基酸，这些小肽和氨基酸可能会被排出体外。在肾脏以类似于消除内源性IgG的方式代谢。法利昔单抗的估计平均表观全身半衰期为7.5天。

【眼科适应证】2022年，FDA批准法利昔单抗用于治疗：①新生血管性年龄相关性黄斑变性（nAMD）；②糖尿病性黄斑水肿（DME）。目前国内正在开展该药用于视网膜静脉阻塞继发黄斑水肿的Ⅲ期临床研究。

【眼内用法用量】法利昔单抗用于玻璃体腔注射，推荐剂量为每4周［大约每

（28±7）天〕6 mg/0.05 mL，然后定期对患者进行评估，按需给药。

【注意事项】①眼部和眼周感染、活动性眼内炎、已知对本品及其中任何赋形剂过敏者禁用；②在玻璃体腔注射后的 60 分钟内，眼内压出现短暂升高，应适当监测和管理眼内压和视神经盘的灌注；③虽然在本品的临床试验中观察到动脉血栓栓塞事件（ATE，即非致命性中风、非致命性心肌梗死或血管性死亡）的发生率较低，但在玻璃体腔使用 VEGF 抑制剂后，仍存在发生 ATE 的潜在风险；④目前尚未确定本品在妊娠期、哺乳期妇女及儿童中的安全性和有效性；⑤对 65 岁以上人群，随着年龄的增长，疗效或安全性没有显著差异，无须调整给药方案。

第二节　抗细菌药物

细菌性眼内炎是眼科急症，需要眼科医师及时进行处理。玻璃体腔注射抗菌药物是直接而有效的治疗方法，在一些病例中需要同时以全身途径给予抗菌药物。

一、头孢菌素类

头孢菌素类根据其抗菌谱、抗菌活性、对 β- 内酰胺酶的稳定性及肾毒性的不同，可分为四代。

第一代头孢菌素主要作用于需氧革兰氏阳性球菌，仅对少数革兰氏阴性杆菌有一定抗菌活性。

第二代头孢菌素对革兰氏阳性球菌的活性与第一代相仿或略差，对部分革兰氏阴性杆菌亦具有抗菌活性。

第三代头孢菌素对肠杆菌科细菌等革兰氏阴性杆菌具有强大的抗菌作用，头孢他啶和头孢哌酮除对肠杆菌科细菌有效外，对铜绿假单胞菌亦具有较强抗菌活性。

第四代头孢菌素对肠杆菌科细菌作用与第三代相仿，其中对阴沟肠杆菌、产气肠杆菌、柠檬酸菌属等的部分菌株作用优于第三代，对铜绿假单胞菌的作用与头孢他啶相仿，对革兰氏阳性球菌的作用比第三代略强。

头孢菌素类抗生素对 β- 内酰胺酶的稳定性比青霉素类抗生素高，抗菌谱和抗菌作用也比青霉素类强，是临床抗感染治疗中应用最广泛的一类安全有效的抗菌药物。头孢菌素类抗生素的抗菌作用机制与青霉素类相同，与细菌内膜上主要的青霉素结合蛋白（PBPs）结合，使细菌细胞壁合成出现障碍，导致细菌死亡。头孢菌素类是时间依赖性抗菌药，与青霉素类有交叉过敏反应，使用前应注意询问有无青霉素过敏史或患有过敏性疾患，其主要不良反应为肾脏毒性及胃肠道反应，偶见白细胞下降。本类药物在用药过程中一旦发生过敏反应，需立即停药。如发生过敏性休克，需立即就地抢救并予以肾上腺素等相关治疗。

（一）头孢呋辛钠（cefuroxime sodium）

【药理作用】头孢呋辛钠是第二代头孢菌素，具有较广的抗菌活性，并对许多β-内酰胺酶稳定，尤其是对肠杆菌科中常见的质粒介导酶稳定。本品对大部分需氧革兰氏阳性菌和需氧革兰氏阴性菌有抗菌活性。

【眼部药代动力学】头孢呋辛钠结膜下注射很难透入玻璃体，但在房水可以获得较高的药物浓度，在玻璃体腔注射 100 μg 或 1000 μg 后，玻璃体腔的药物浓度可以保持在最小抑菌浓度（minimum inhibitory concentration，MIC）之上达 24 小时。

【眼科适应证】头孢呋辛钠适用于敏感的革兰氏阴性菌所致的眼部感染。本品常作为眼科围手术期预防用药，防止术前或术中敏感致病菌的生长，减少术中及术后因污染引起的感染。

【眼内用法用量】预防白内障手术眼内炎（超说明书用药）：用 0.9% 无菌生理盐水稀释至 10 mg/mL 的浓度，前房注射 1 mg/0.1 mL。

【注意事项】①对青霉素过敏或过敏体质者、肾功能受损者慎用；②不可与氨基糖苷类置同一容器中注射；③与强效利尿剂（呋塞米）联合应用可致肾功能损害，应避免同时使用；④孕妇、哺乳期妇女慎用。

（二）头孢他啶（ceftazidime）

【药理作用】头孢他啶为第三代头孢菌素。本品抗菌谱广，对多数革兰氏阳性菌和阴性菌有效：对大肠埃希菌、肺炎杆菌等肠杆菌科细菌，以及流感嗜血杆菌、铜绿假单胞菌等有高度抗菌活性，对硝酸盐阴性杆菌、产碱杆菌等亦有良好抗菌作用。本品对于细菌产生的大多数β-内酰胺酶高度稳定，肺炎球菌、溶血性链球菌等革兰氏阳性球菌对本品高度敏感，但本品对葡萄球菌仅具中度活性，肠球菌和耐甲氧西林葡萄球菌则往往对本品耐药。本品对消化球菌和消化链球菌等厌氧菌具有一定的抗菌活性，但对脆弱拟杆菌抗菌作用差。

【眼部药代动力学】兔眼玻璃体腔注射 2 mg，0 小时的玻璃体水平为 1711 μg/mL，8 小时为 1340 μg/mL，24 小时为 451 μg/mL，48 小时为 270 μg/mL，72 小时为 67 μg/mL。注射后 8 小时，房水峰值水平为 139 μg/mL。晶状体和玻璃体切除术后能显著增加头孢他啶在眼内的通透性。

【眼科适应证】头孢他啶适用于治疗革兰氏阴性杆菌、厌氧菌所致的外眼感染和眼内感染，如细菌性眼内炎。

【眼内用法用量】超说明书用药：10 g/L 万古霉素 0.1 mL 和 20 g/L 头孢他啶 0.1 mL 联合玻璃体腔注射，同时联合结膜下注射和滴眼治疗。

【注意事项】①对青霉素类过敏、过敏体质者慎用；②本品不可与碳酸氢钠、氨基糖苷类抗生素、万古霉素混合在同一系统或注射器内使用。

二、糖肽类

糖肽类抗菌药物能够抑制细菌细胞壁的合成，具有杀菌作用，另外还可以改变细菌细胞膜的通透性，阻碍细菌 RNA 的合成。用于眼内的糖肽类抗菌药物主要是万古霉素，对革兰氏阳性菌有活性，包括甲氧西林耐药葡萄球菌属、JK 棒状杆菌、肠球菌属、李斯特菌属、链球菌属、梭状芽孢杆菌等。糖肽类抗菌药物为时间依赖性杀菌剂，但其药动学 / 药效学（PK/PD）评价参数为药时曲线下面积（area under the drug concentration time curve，AUC）/ 最小抑菌浓度（AUC/MIC）。目前，国内肠球菌属对万古霉素等糖肽类的耐药率 < 5%，尚无对万古霉素耐药葡萄球菌的报道。万古霉素或去甲万古霉素通常不作为手术前预防用药。糖肽类属妊娠期用药 C 类，妊娠期患者应避免应用。确有指征应用时，需进行血药浓度监测，据以调整给药方案。哺乳期患者用药期间应暂停哺乳。

万古霉素（vancomycin）

【药理作用】万古霉素对革兰氏阳性菌有很强的抗菌活性，对革兰氏阴性菌大多耐药，为目前治疗耐甲氧西林金黄色葡萄球菌的首选药物。对金黄色葡萄球菌、表皮葡萄球菌、溶血性和草绿色链球菌、肺炎球菌、肠球菌、白喉杆菌、破伤风杆菌等有很强的作用。

【眼部药代动力学】玻璃体切除患者静脉注射 1 g 盐酸万古霉素后，1 ～ 5 小时可测得玻璃体中的药物浓度为 0.4 ～ 4.5 μg/mL；玻璃体腔注射 1 mg 万古霉素后 72 小时，玻璃体中的药物浓度为 25 μg/mL。

【眼科适应证】主要用于眼内炎的治疗。特别是用于由耐甲氧西林金黄色葡萄球菌及其他细菌所致的感染。

【眼内用法用量】超说明书用药：用于急性细菌性眼内炎，10 g/L 万古霉素 0.1 mL 和 20 g/L 头孢他啶 0.1 mL 玻璃体腔联合注射。同时配合前房灌洗、结膜下注射、滴眼治疗。

【注意事项】①应避免将本类药物与各种肾毒性、耳毒性药物合用；②眼内给药对妊娠期妇女、哺乳期妇女、婴幼儿及老年人影响尚不明确，使用时应权衡利弊。

第三节　抗真菌药物

真菌的种类较多，目前已检出对眼有致病性的真菌 100 余种，常见的有曲霉菌、镰刀菌、青霉菌、交链孢霉菌、根霉属类酵母菌等。抗真菌药主要有多烯类抗生素、唑类抗真菌药等。角膜真菌感染通常采用滴眼液治疗，有时还需全身用药。在治疗眼内真菌感染时，药物能否进入眼内是非常重要的一环。一般来说，药物从血浆中渗透到眼内的能力是很弱的。标准的治疗方法是把抗真菌药物直接注入眼内或眼周腔隙。然而，对真菌性眼内炎，建议全身给予两性霉素 B 和三唑类抗真菌药物，因为这些药物（特别是三唑类抗真菌药物）具有良好的玻璃体腔穿透性，也可以采取结膜下注射、前房内注射、玻璃体腔注射等多种途径给药。

（一）两性霉素 B（amphotericin B）

【药理作用】两性霉素 B 为抗深部真菌感染药，为多烯类抗真菌药，可通过与敏感真菌细胞膜上的甾醇相结合，引起细胞膜的通透性改变，导致细胞内重要物质渗漏，而使真菌细胞死亡。其抗菌谱广，可作为应对念珠菌、新型隐球菌及曲霉菌感染的首选药物，但毒性较大，在较小剂量时仍可能导致视网膜毒性。部分曲菌属对本品耐药；皮肤和毛发癣菌则大多耐药。本品对细菌、立克次体、病毒等无抗菌活性。

【眼部药代动力学】两性霉素 B 的眼内渗透性较差。静脉注射后，血液中约 90% 以上的两性霉素 B 与血浆蛋白结合，因此不能透过血 – 房水屏障。静脉注射 1 mg/kg，在正常和盐酸烧伤角膜的兔眼房水中均未检获本品；结膜下注射 0.15% 的两性霉素 B 溶液 0.3 mL，4 小时的角膜浓度为 2.49 ～ 4.92 μg/g（上皮完整的角膜）、9.87 ～ 19.7 μg/g（去上皮的角膜）。滴眼亦难以在眼内获得有效药物浓度；治疗真菌性眼内炎需玻璃体腔注射给药。

【眼科适应证】两性霉素 B 用于隐球菌、球孢子菌、荚膜组织胞浆菌、芽生菌、孢子丝菌、念珠菌、毛霉菌、曲霉菌等引起的感染，如真菌性结膜炎、角膜炎、角膜溃疡等。超说明书用药：真菌性眼内炎 / 视网膜炎、耐氟康唑 / 伏立康唑的念珠菌性脉络膜视网膜炎、真菌性角膜炎、真菌性角膜脓肿。

【眼内用法用量】①角膜基质注射：两性霉素 B（2 ～ 5）μg/0.1 mL；②前房注射：（5 ～ 15）μg/0.1 mL；③玻璃体腔注射：5 μg/0.1 mL 或 10 μg/0.1 mL。

【注意事项】①用注射用水或 5% 的葡萄糖液稀释，不可用生理盐水，以免发生沉淀；②使用期间，应用抗组胺药可减轻某些不良反应，皮质激素也有减轻反应的作用，但只限在反应较严重时用，勿作为常规使用；③眼内通透性差，全身应用不能透过血 – 房水屏障；④尚无肝肾功能不全者、孕妇、哺乳期妇女及 10 岁以下儿童眼内用药相关不良反应报道，使用时应权衡利弊。

（二）两性霉素 B 脂质体（amphotericin B liposome）

【药理作用】本品是含有两性霉素 B 的双层脂质体，其胆固醇成分可增强药物的稳定性，尽可能使两性霉素 B 在疏水层中保留最大的含量，降低与人体细胞膜中胆固醇的结合而增强对真菌细胞麦角固醇的结合，从而发挥最大杀菌作用。

【眼部药代动力学】猴眼研究证明，两性霉素 B 脂质体溶液玻璃体腔注射的毒性明显低于两性霉素 B 溶液，前者的最大耐受量为 80 μg、后者为 20 μg，毒性小 4 倍；兔眼研究显示，脂质体溶液玻璃体腔注射的最大耐受量为 20 μg，普通溶液的最大耐受量为 5 μg。研究中分析，猴眼和兔眼的差异可能与种属差异有关，也可能与二者玻璃体腔容积差异有关（兔 1.2 ～ 1.4 mL、猴 3 ～ 4 mL）。

【眼科适应证】眼科用于真菌性结膜炎、角膜炎、角膜溃疡等。超说明书用药：真菌性眼内炎。

【眼内用法和用量】前房内注射 10 ～ 20 μg/ 次；玻璃体腔注射 20 ～ 40 μg/ 次。

【注意事项】同两性霉素 B。

（三）氟康唑（fluconazole）

【药理作用】本品是具有三唑环的合成唑类广谱抗真菌药，可抑制真菌细胞膜麦角甾醇的生物合成，影响细胞膜的通透性，引起真菌细胞内容物（如氨基酸、核苷酸、电解质等）外渗，导致真菌生长停止。对深部真菌及浅表真菌感染均有效。对念珠菌和一些表皮真菌的抗菌作用比酮康唑强 10 ～ 20 倍。由于细菌的胞浆膜不含甾醇，故对细菌无作用。

【眼部药代动力学】氟康唑口服吸收良好，血清蛋白结合率低，能较好地透过血 – 眼屏障，在眼内达到较大的药物浓度。0.5% 的氟康唑溶液兔眼单次滴眼后 2 分钟在角膜中达峰浓度（15.20 μg/mL），房水中 15 分钟达峰浓度（2.39 μg/mL），角膜通透性良好。静脉输注氟康唑 200 mg，6 小时眼内药物浓度分别为：房水 12.8 μg/mL，玻璃体 12.1 μg/mL，晶状体 6.7 μg/mL，血清 17.4 μg/mL。口服 200 mg 氟康唑，2 小时后房水平均药物浓度在 3.7 μg/mL（2.7 ～ 5.4 μg/mL），为血清浓度的 80%，超过敏感菌株 MIC 值，表明口服氟康唑在眼内通透性良好。

【眼科适应证】主要用于眼部真菌感染。

【眼内用法用量】超说明书用药：真菌性角膜炎 0.1% 或 0.2% 氟康唑，角膜基质内注射 0.1 mL，也可前房冲洗和球结膜下注射。

【注意事项】①本品应用疗程应视感染部位及个体治疗反应而定，一般治疗应持续至真菌感染的临床表现及实验室检查指标显示真菌感染消失为止；②目前尚无肝肾功能不全者、儿童、孕妇、哺乳期妇女等特殊人群相关的不良反应报道，使用时应权衡利弊。

（四）伏立康唑（voriconazole）

【药理作用】本品抑制真菌中由细胞色素 P450 介导的 14α- 甾醇去甲基化，从而抑制麦角甾醇的生物合成，具有广谱抗真菌作用。本品对念珠菌属（包括耐氟康唑的克柔念珠菌、光滑念珠菌和白念珠菌耐药株）具有抗菌作用，对所有检测的曲菌属真菌有杀灭作用。此外，在体外对其他致病性真菌也有杀灭作用，包括对现有抗真菌药敏感性较低的菌属，如镰刀菌属。

【眼部药代动力学】在试验研究中，兔眼前房注射伏立康唑呈现指数性消除，半衰期为 22 分钟，但其在人体中的清除速率较慢。兔眼的虹膜和睫状体组织没有色素，高亲脂性药物不能与这些组织中的黑色素相结合，因此房水清除率明显增加。同时全身给药显示伏立康唑在人体中的消除速度较兔体内慢：兔的消除半衰期为 2.5～3 小时，而在人体中为 6.5 小时。此外，伏立康唑可通过角膜很好地穿透前房，可以采用局部滴眼和腔内注射给药相结合的方式。

【眼科适应证】主要用于治疗真菌性角膜炎、侵袭性曲霉病、对氟康唑耐药的念珠菌引起的严重侵袭性感染（包括克柔念珠菌）、镰刀菌属引起的严重感染。本品还用于治疗免疫缺陷中进行性的、可能威胁患者生命的感染。

【眼内用法用量】顽固性真菌性角膜炎：角膜基质层间注射（10～50）μg/0.1 mL 伏立康唑，联合滴眼使用。

【注意事项】①如果连续治疗超过 28 天，需监测视觉功能，包括视力、视野及色觉；②在伏立康唑治疗初期及中期，均需检查肝功能；③伏立康唑在 12 岁以下儿童的安全性和有效性尚未建立，需谨慎使用；④不宜用于孕妇和哺乳期妇女，除非明显的利大于弊。

（五）卡泊芬净（caspofungin）

【药理作用】卡泊芬净是一种棘白菌素抗真菌药物，可抑制合成真菌细胞壁所需的 β-（1，3）-D- 葡聚糖合酶，对易感曲霉菌、念珠菌有抑制作用。

【眼部药代动力学】由于卡泊芬净蛋白结合力高、分子量大，其静脉给药对眼睛的渗透性很小。在葡萄膜炎兔模型中静脉注射卡泊芬净（血 – 眼屏障被破坏），其在炎症眼的房水和角膜中达到治疗水平，但在玻璃体中未达到治疗相关水平。在一名念珠菌性眼内炎患者中，经静脉注射卡泊芬净单药治疗后，病情持续进展，术中玻璃体取样发现无法检测到卡泊芬净浓度。在一项关于玻璃体腔注射 50 μg/0.1 mL 卡泊芬净的药代动力学和安全性研究中，注射后 1 小时和 16 小时，该药物在玻璃体中的浓度分别为 6.06 μg/mL 和 2.04 μg/mL。注射高达 300 μg（相当于 1.4 mL 兔玻璃体体液中高达 200 μg/mL 的浓度）后，与对照眼相比，暗视视网膜电图上的 α 波和 β 波反应没有明显的统计学差异。

【眼科适应证】适用于对氟康唑和伏立康唑耐药的曲霉菌和念珠菌性眼内炎。

【眼内用法用量】玻璃体腔注射（50 ~ 250）μg/0.1 mL（玻璃体切除后）。

【注意事项】①本品使用过程中有发生皮疹、瘙痒、水肿等过敏反应的报道，也有使用本品发生 Stevens-Johnson 综合征和中毒性表皮坏死松解症等不良反应的病例报道，有皮肤过敏反应史的患者应谨慎使用；②一些健康成年受试者在接受两次剂量为 3 mg/kg 的环孢霉素且同时使用本品治疗后，谷丙转氨酶和谷草转氨酶出现不到或等于 3 倍正常上限水平的一过性升高，但停药后又恢复正常；③非必要，本品不得在患者妊娠期间使用；④接受本品治疗的妇女不应哺乳。

第四节　抗病毒药物

常见的眼部病毒感染由单纯疱疹病毒（herpes simplex virus，HSV）、腺病毒、巨细胞病毒（cytomegalovirus，CMV）引起。单纯疱疹病毒性角膜炎是由单纯疱疹病毒感染所致，发病率占角膜病的首位。腺病毒性角膜炎是由腺病毒感染所致的一种流行性角膜炎。病毒性角膜炎以局部使用更昔洛韦、阿昔洛韦、干扰素等抗病毒滴眼液治疗为主。严重者或短时间反复发作者需要口服抗病毒药物。本节只介绍可用于眼内的抗病毒药物。

更昔洛韦（ganciclovir）

【药理作用】本品是化学合成的鸟嘌呤类似物，体外试验可抑制疱疹病毒的复制。对其敏感的人类病毒包括 CMV、HSV、EB 病毒、水痘 - 带状疱疹病毒（varicella-zoster virus，VZV）、乙肝病毒（hepatitis B virus，HBV）、人类疱疹病毒 6 型（human herpes virus 6，HHV-6）、腺病毒、痘病毒及某些逆转录病毒。成人血浆半衰期一般在 3 ~ 4 小时，感染细胞内半衰期在 18 小时以上。

【眼部药代动力学】玻璃体腔注射 400 μg，半衰期为 8 小时，60 小时后玻璃体腔药物浓度仍超过抗 CMV 的半数有效量（median effective dose，ED_{50}）。此剂量对角膜、晶状体和视网膜未发现明显损害 [从形态、组织学和视网膜电图（electroretinogram，ERG）观察]。

【眼科适应证】适用于免疫缺陷（包括艾滋病）并发巨细胞病毒视网膜炎患者的诱导期和维持期治疗。主要用于病毒性视网膜病，如巨细胞病毒性视网膜炎、视网膜坏死，以及单纯疱疹病毒性眼部感染。

【眼内用法用量】超说明书用药：玻璃体腔注射 400 μg。

【注意事项】①用药期间应常进行血细胞数、血清肌酐或肌酐清除率的测定。②艾滋病合并巨细胞病毒视网膜炎患者，在治疗期间应每 6 周进行一次眼科检查；对正在接受齐多夫定治疗的上述患者，常不能耐受联合使用本品，合用时甚至可出现严重的白细胞减少。③尚无系统研究眼内注射该药对孕妇、哺乳期妇女、小儿患者的影响，应充分权衡利弊后再决定是否用药。

第五节　皮质类固醇激素

皮质类固醇通过诱导抑制蛋白质（统称为脂皮素）来抑制磷脂酶 A_2。据推测，这些蛋白质通过抑制常见的前体花生四烯酸的释放来控制炎症介质的释放，如前列腺素和白三烯的生物合成。糖皮质激素作用广泛而复杂。主要药理作用有抗炎作用、免疫抑制作用、增强机体应激能力、细胞凋亡诱导作用。其作用随剂量不同而异，生理情况下所分泌的糖皮质激素主要影响物质代谢，超生理剂量的糖皮质激素则具有抗炎、抗免疫、抗毒等药理作用。玻璃体腔注射地塞米松和醋酸曲安奈德曾经是治疗 DME 最常用的皮质类固醇，尤其适用于对其他疗法反应不足的慢性黄斑水肿患者。为提供持久的眼内药物活性，目前已推出了缓释皮质类固醇玻璃体腔植入物，如地塞米松植入物、氟轻松丙酮植入物。

（一）曲安奈德（triamcinolone acetonide，TA）

【药理作用】本品抗炎和抗过敏作用较强且作用较持久。抗炎作用为氢化可的松的 5 ～ 6 倍，不引起水钠潴留和排钾过多。

【眼部药代动力学】兔眼玻璃体腔注射曲安奈德 6 mg，玻璃体腔浓度显著高于前房（表 3-2），前房内于第 3 天达峰值 28.9 ng/mL；兔眼 Tenon 囊下注射曲安奈德 20 mg，3 小时后玻璃体腔药物浓度为 16.56 μg/mL；人眼玻璃体腔注射 25 mg，3.5 个月后眼内浓度为 13 ng/mL，6 个月后为 3 ng/mL。

【眼科适应证】本药可用于部分青光眼术后、玻璃体手术、翼状胬肉术后抗增殖治疗。作为超说明书用药还可用于：①葡萄膜炎黄斑水肿；②视网膜静脉阻塞合并黄斑水肿；③糖尿病视网膜病变合并黄斑水肿；④玻璃体染色。

【眼内用法用量】本品在眼内用药属于超说明书用药。玻璃体腔注射，每次 0.05 ～ 0.1 mL（2 ～ 4 mg），每次使用不超过 4 mg/0.1 mL。非动脉炎性前部缺血性视神经病变，每次 4 mg/0.1 mL，每周一次，连续 3 ～ 5 周。球旁注射，一次 20 ～ 80 mg，每周一次，每次注射均更换注射部位。翼状胬肉体内注射每次 4 mg/0.1 mL，注射一或两次能有效减少翼状胬肉的复发率，两次注射至少间隔 1 周。

表 3-2　兔眼玻璃体腔注射曲安奈德的眼内浓度

部位	注射后不同时间的药物浓度 /ng/mL		
	第 1 天	第 30 天	第 8 个月
玻璃体	114 434 ± 10 768	30 571.3 ± 329.6	70.7 ± 37.0
前房	21.0 ± 18.9	6.1 ± 1.6	3.3 ± 1.6

【注意事项】①本品与其他糖皮质激素类药物相同，不得用于活动性胃溃疡、结核病、急性肾小球炎或任何未被抗生素所控制的感染。②妊娠期妇女不宜长期使用该药。但眼内用药药量微小，对全身的影响尚不清楚。

（二）地塞米松（dexamethasone，DEX）

【药理作用】地塞米松为一种糖皮质激素，可通过抑制炎症反应的水肿、纤维蛋白沉积、毛细血管渗漏及炎性细胞迁移而抑制炎症。本品的抗炎及控制皮肤过敏作用比泼尼松更显著，而对水钠潴留和促进排钾作用较弱，对垂体 - 肾上腺皮质轴的抑制作用较强，故水肿、高血压及肌无力等不良反应轻。

【眼科适应证】本品可用于过敏性与免疫性眼病。

【眼内用法用量】由于玻璃体手术在睫状体部穿通，手术结束时常给予球旁注射地塞米松 2.5 mg。

【注意事项】①溃疡病、血栓性静脉炎、活动性肺结核、肠吻合手术后禁用；②结核病、急性细菌性或病毒性感染患者应用时，必须给予适当的抗感染治疗；③糖尿病、骨质疏松症、肝硬化、肾功能不良、甲状腺功能减退患者慎用；④对孕妇（特别在妊娠初期 3 个月内）慎用，以免造成胎儿和出生后婴儿的肾上腺皮质功能减退；⑤运动员慎用。但眼内用药药量微小，对全身的影响尚不清楚。

（三）地塞米松玻璃体腔植入剂（dexamethasone intravitreal implant）

【药理作用】地塞米松玻璃体腔植入剂由乳酸乙醇酸聚合物基质与 0.7 mg 地塞米松组合而成，是一种可生物降解的植入剂，其眼内注射器如图 3-1 所示。该药在玻璃体腔中缓慢降解，可持续释放 6 个月，具有药物作用时间长、疗效显著及安全性高等特点。

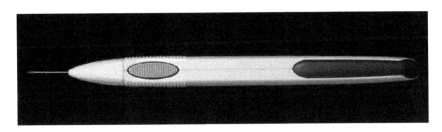

图 3-1　预装地塞米松植入剂的眼内注射器

【眼部药代动力学】在一项以猴为实验对象的 6 个月研究中，玻璃体腔单次注射地塞米松玻璃体腔植入剂后，玻璃体液的地塞米松浓度在注射后第 42 天为 100 ng/mL，第 91 天为 5.57 ng/mL；在注射后 6 个月，玻璃体中仍可检测到地塞米松。地塞米松浓度的排序为视网膜＞虹膜＞睫状体＞玻璃体液＞房水＞血浆。在两项 6 个月有效性研究中，监测 21 名患者给药前及单次玻璃体腔植入地塞米松 350 µg 或 700 µg 后的血浆浓度：350 µg 剂量组 95% 及 700 µg 剂量组 86% 的患者血浆地塞米松浓度值低于定量下限（0.05 ng/mL）；在 700 µg 剂量组的一名患者处观察到最高血浆浓度值为 0.094 ng/mL。血浆地塞米松浓度与患者的年龄、体重或性别无关。地塞米松玻璃体腔植入剂基质通过简单水解反应缓慢降解为乳酸和羟基乙酸，然后进一步降解为二氧化碳和水。在体外代谢研究中，碳 -14 标记的地塞米松与人类角膜、虹膜睫状体、脉络膜、视网膜、玻璃体和巩膜组织孵育 18 个小时后，未观察到代谢产物。

【眼科适应证】本品用于治疗成年患者由视网膜分支静脉阻塞（branch retinal vein occlusion，BRVO）或中央静脉阻塞（central retinal vein occlusion，CRVO）引起的黄斑水肿。

【眼内用法用量】该药的推荐剂量为单只患眼在玻璃体腔给予一枚植入剂，不推荐双眼同时给药。间隔小于 6 个月的重复给药信息非常有限。目前没有在视网膜静脉阻塞（RVO）患者中超过 2 次植入给药的经验。

【注意事项】①禁忌证：活动性或疑似眼部、眼周感染患者，包括大部分角膜和结膜病毒性疾病，如活动性单纯疱疹病毒性上皮角膜炎（树枝状角膜炎）、牛痘、水痘、分枝杆菌感染和真菌疾病；仅靠药物无法有效控制的晚期青光眼；晶状体后囊破裂的无晶状体眼；配有前房型人工晶状体、虹膜或经巩膜固定的眼内人工晶状体眼。②玻璃体腔注射后，患者应遵医嘱继续接受广谱抗生素治疗。③运动员慎用。④不推荐孕期使用本品，除非确认获益高于对胎儿的潜在风险。⑤地塞米松可分泌进入乳汁，不推荐在哺乳期使用本品，除非明确必须使用时。⑥目前没有本品在儿科人群中用于由 BRVO 或 CRVO 引起的黄斑水肿治疗的相关应用信息。

（四）氟轻松玻璃体腔植入物（fluocinolone acetonide intravitreal implant）

【药理作用】氟轻松玻璃体腔植入剂是由包含氟轻松药物颗粒的聚乙烯酯和硅酮制成，是一种不可生物降解的植入剂其眼内注射器如图 3-2 所示。氟轻松玻璃体腔植入剂 Iluvien 含有 0.19 mg 氟轻松丙酮，氟轻松玻璃体腔植入剂 Yutiq 含有 0.18 mg 的氟轻松丙酮，均可在眼内 3 年的时间里持续释放。

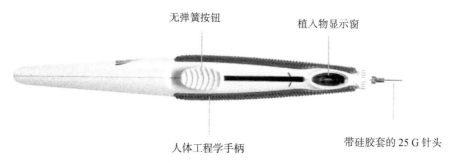

图 3-2　预装氟轻松丙酮植入剂的眼内注射器

【眼部药代动力学】在一部分接受氟轻松玻璃体腔植入物并在植入后不同时间（第 1 周、第 4 周和第 34 周）采集血样的患者中，氟轻松的血浆水平始终低于检测限（0.2 ng/mL）。在另一部分患者的房水和玻璃体样本中检测氟轻松，虽然在整个观察期间（长达 34 个月）都可以看到氟轻松的可检测浓度，但浓度变化很大，从低于检测限（0.2 ng/mL）到 589 ng/mL 不等。

【眼科适应证】该药在国内已通过真实世界研究，用于治疗慢性非感染性葡萄膜炎。

【眼内用法用量】将氟轻松玻璃体腔植入物用于玻璃体腔注射，可维持 36 个月的药效。

【注意事项】①眼部或眼周感染、青光眼患者禁用；②使用皮质类固醇可能导致后囊下白内障、眼内压升高、青光眼概率升高；③有增加细菌、真菌或病毒引起的继发性眼部感染的风险；④如果后部晶状体囊不完整，植入物可能迁移到前房。

（熊斯 唐细兰）

参考文献

[1] 唐细兰，江乐平. 眼科临床用药处方集 [M]. 北京：人民卫生出版社，2018.

[2] CHONG V. Ranibizumab for the treatment of wet AMD：a summary of real-world studies[J]. Eye（Lond），2016，30（2）：270-286.

[3] GARCÍA-LAYANA A，FIGUEROA M S，ARIAS L，et al. Individualized Therapy with Ranibizumab in Wet Age-Related Macular Deganeration[J]. J Ophthalmol，2015，2015：412903.

[4] STEWART M W. The clinical utility of aflibercept for diabetic mcular edema[J]. Diabetes Metabolic Syndrome and Obesity Targets and Therapy，2015，8：473-482.

[5] ZHANG Y，HAN Q，RU Y，et al. Anti-VEGF treatment for myopic choroid neovascularization：from molecular characterization to update on clinical application[J]. Drug Des Devel Ther，2015，9：3413-3421.

[6] HONG L，NING L，MING Z，et al. Pharmacokinetics of a long-lasting anti-VEGF fusion protein in rabbit[J]. Experimental Eye Research，2011，97（1）：154-159.

[7] CHENG Y，SUN S，DENG X，et al. Systemic conbercept pharmacokinetics and VEGF

pharmacodynamics following intravitreal injections of conbercept in patients with retinopathy of prematurity[J]. British Journal of Ophthalmology，2022，106（9）：1295-1300.

[8] 唐仕波，唐细兰 . 眼科药物治疗学 [M]. 北京：人民卫生出版社，2010.

[9] 陈新谦，金有豫，汤光 . 新编药物学 [M].18 版 . 北京：人民卫生出版社，2019.

[10] 古德曼 . 吉尔曼治疗学的药理学基础 [M]. 金有豫，李大魁，译 . 12 版 . 北京：人民卫生出版社，2017.

[11] 陈祖基，张俊杰 . 眼科临床药理学 . [M]. 3 版 . 北京：化学工业出版社，2021.

[12] BARRY P，CORDOVES L，GARDNER S. ESCRS Guidelines for Prevention and Treatment of Endophthalmitis Following Cataract Surgery：Data，Dilemmas and Conclusions[J]. Science Open，2013.

[13] RODRÍGUEZ-CARAVACA G，GARCÍA-SÁENZ M C，VILLAR-DEL-CAMPO M C，et al. Incidence of endophthalmitis and impact of prophylaxis with cefuroxime on cataract surgery[J]. J Cataract Refract Surg，2013，39（9）：1399-1403.

[14] HERRINTON L J，SHORSTEIN N H，PASCHAL J F，et al. Comparative effectiveness of antibiotic prophylaxis in cataract surgery[J].Ophthalmology，2016，123（2）：287-294.

[15] JAY W M，FISHMAN P，AZIZ M，et al. Intravitreal Ceftazidime in a Rabbit Model：Dose- and Time-Dependent Toxicity and Pharmacokinetic Analysis[J]. Journal of Ocular Pharmacology & Therapeutics，1987，3（3）：257-262.

[16] 中华医学会眼科学分会白内障与人工晶状体学组 . 我国白内障术后急性细菌性眼内炎治疗专家共识 [J]. 中华眼科杂志，2010，46（8）：764-766.

[17] 中华医学会眼科学分会白内障与人工晶状体学组 . 我国白内障摘除手术后感染性眼内炎防治专家共识（2017 年）[J]. 中华眼科杂志，2017，53（11）：810-813.

[18] 中国医药教育协会感染疾病专业委员会，中华结核和呼吸杂志编辑委员会，中国药学会药物临床评价研究专业委员会 . 抗菌药物超说明书用法专家共识 [J]. 中华结核和呼吸杂志，2015，38（6）：410-444.

[19] PAPPAS P G，KAUFFMAN C A，ANDES D R . Clinical Practice Guideline for the Management of Candidiasis：2016 Update by the Infectious Diseases Society of America[J]. Clinical Infectious Diseases，2016，62（4）：e1-e50.

[20] COMELY O A，BASSETTI M，CALANDRA T，et a1. ESCMID guideline for the diagnosis and management of Candida diseases 2012：non-neutropenic adult patients[J]. Clin Microbiol Infect，2012，18（Suppl 7）：19-37.

[21] 李伟. 两性霉素 B 经三种途径给药后治疗真菌性角膜炎的临床研究 [J]. 数理医药学杂志，2015，2：172-173.

[22] YOON K C，JEONG I Y，IM S K，et al. Therapeutic effect of intracameral amphotericin B injection in the treatment of fungal keratitis.[J]. Cornea，2007，26（7）：814.

[23] GARCIA-VALENZUELA E，SONG C D. Intracorneal injection of amphothericin B for recurrent fungal keratitis and endophthalmitis.[J]. Arch Ophthalmol，2005，123（12）：1721-1723.

[24] 白利广，辛鑫. 角膜基质内注射不同浓度氟康唑治疗真菌性角膜炎的疗效观察 [J]. 中华实验眼科杂志，2017，2：165-169.

[25] 杨云东，徐深，张歆，等. 角膜基质内注射氟康唑治疗真菌性角膜炎的疗效观察 [J]. 国际眼科杂志，2009，9（1）：830-832.

[26] 李贵刚，王娟，徐玲娟，等.0.2% 氟康唑注射液前房冲洗治疗真菌性角膜炎 [J].临床眼科杂志，2013，21（4）：341-343.

[27] 王冬璇. 局部应用 0.2% 氟康唑注射液治疗真菌性角膜炎的临床观察 [J]. 医学信息旬刊，2013，26（8）：575-576.

[28] 黄雄高，邢键强，王康宏，等. 氟康唑联合结膜瓣移植治疗真菌性角膜溃疡 [J]. 中国热带医学，2006，6（4）：612.

[29] SHEN Y C，WANG M Y，WANG C Y，et al. Pharmacokinetics of intracameral voriconazole injection[J]. Antimicrobial Agents and Chemotherapy，2009，53（5）：2156-2157.

[30] 中国医药教育协会感染疾病专业委员会，中华结核和呼吸杂志编辑委员会，中国药学会药物临床评价研究专业委员会. 抗菌药物超说明书用法专家共识 [J]. 中华结核和呼吸杂志，2015，38（6）：410-444.

[31] AUSTIN A，LIETMAN T，ROSE-NUSSBAUMER J. Update on the management of Infectious infectious keratitiskeratitis[J]. Ophthalmol，2017，124（11）：1678-1689.

[32] GOLDBLUM D，FAUSCH K，FRUEH B E，et al. Ocular penetration of caspofungin in a rabbit uveitis model[J]. Graefes Arch Clin Exp Ophthalmol，2007，245（6）：825-833.

[33] GAUTHIER G M，NORK T M，PRINCE R，et al. Subtherapeutic ocular enetration of caspofungin and associated treatment failure in Candida albicans endophthalmitis[J]. Clin Infect Dis，2005，41（3）：e27-e28.

[34] SHEN Y C，LIANG C Y，WANG C Y，et al. Pharmacokinetics and safety of intravitreal caspofungin[J]. Antimicrob Agents Chemother，2014，58（12）：7234-7239.

[35] DANIELESCU C，CANTEMIR A，CHISELITA D. Successful treatment of fungal endophthalmitis using intravitreal caspofungin[J] Arquivos Brasileiros de Oftalmologia，2017，80（3）：196-198.

[36] VON JAGOW B，KURZAI O，KAKKASSERY V. Case Report：Beyond the Blood-retina Barrier：Intravitreal Caspofungin for Fungal Endophthalmitis[J]. Optometry and Vision Science，2020，97（7）：473-476.

[37] 国家卫生计生委医政医管局，国家卫生计生委合理用药专家委员会. 国家抗微生物治疗指南[M]. 2版. 北京：人民卫生出版社，2017.

[38] 李玉涛，刘淑伟，张怀强，等. 玻璃体腔注药术治疗早期急性视网膜坏死 [J]. 中华眼底病杂志，2008，24（6）：450-451.

[39] 郭立斌，孙鼎，叶俊杰. 更昔洛韦玻璃体腔注药术治疗急性视网膜坏死 [J]. 中华眼科杂志，2007，43（7）：631-637.

[40] MORLET N，YOUNG S，NAIDOO P，et al. High dose intravitreal ganciclovir injection provides a prolonged therapetic intraocular concentration[J].Br J ophthalmol，1996，80：214-216.

[41] 兰利珍. 糖皮质激素的药理及临床应用探讨 [J]. 中国实用医药，2019，14（30）：2.

[42] KARIM R，SYKAKIS，SUE L，et al. Interventions for the treatment of uveitic macular edema：a systematic review and meta-analysis[J].Clin Ophthalmol，2013，7：1109-1144.

[43] 中国国家处方集编委会. 中国国家处方集（化学药品与生物制品卷）[M]. 北京：人民军医出版社，2010.

[44] SWEETMAN S C. The Complete Drug Reference Thirty-seventh edition[M]. London：Pharmaceutical Press，2009.

[45] COSCAS G，LOEWENSTEIN A，AUGUSTIN A，et al. Management of Retinal Vein Occlusion-Consensus Document[J]. Ophthalmologica，2011，226（1）：428.

[46] 中华医学会眼科学会眼底病学组. 我国糖尿病视网膜病变临床诊疗指南（2014 年）[J]. 中华眼

科杂志，2014，50（11）：851-865.

[47] 张永鹏，孙艺梦，贾力蕴，等 . 曲安奈德联合吲哚菁绿复合染色技术在黄斑前膜手术中应用的临床研究 [J]. 中华眼科医学杂志：电子版，2020，10（6）：6.

[48] 梁军，王子含，王慧娟，等 . 曲安奈德染色玻璃体辅助玻璃体切割术治疗孔源性视网膜脱离 [J]. 眼科，2010，19（4）：260-263.

[49] 陈星宇，文旭洋，贾仁兵，等 . 马法兰治疗视网膜母细胞瘤作用机制初步研究 [J]. 临床眼科杂志，2022，30（1）：6.

[50] BUITRAGO E，WINTER U，WILLIAMS G，et al. Pharmacokinetics of Melphalan After Intravitreal Injection in a Rabbit Model[J]. J Ocul Pharmacol Ther，2016，32（4）：230-235.

[51] 薛康，任慧，张锐，等 . 玻璃体腔注射马法兰治疗视网膜母细胞瘤难治性玻璃体种植短期疗效观察 [J]. 中华眼科杂志，2017，53（8）：570-574.

[52] FRANCIS J H，SCHAIQUEVICH P，BUITRAGO E，et al. Local and systemic toxicity of intravitreal melphalan for vitreous seeding in retinoblastoma：a preclinical and clinical study[J]. Ophthalmology，2014，121：1810-1817.

[53] SUZUKI S，AIHARA Y，FUJIWARA M，et al. Intravitreal injection of melphalan for intraocular retinoblastoma[J]. Jpn J Ophthalmol，2015，59（3）：164-172.

[54] SUZUKI S，KANEKO A. Vitreous injection therapy of melphalan for retinoblastoma. 15 th Biannual Meeting，International Society of Ocular Oncology，November 14-17，2011[C]，Buenos Aires：Argentina.

[55] GHASSEMI F，SHIELDS C L. Intravitreal melphalan for refractory or recurrent vitreous seeding from retinoblastoma[J]. Arch Ophthalmol，2012，130（10）：1268-1271.

[56] Darsova D，Pochop P，Uhlik J，et al. Topotecan vitreous and plasma levels and retinal toxicity after transconeal intravitreal delivery in healthy albino rabbits：alternative retinoblastoma treatment[J]. Biomed Pap Med Fac Univ Palacky Olomouc Czech Repub，2012，156：318-323.

[57] Buitrago E，Höcht C H，Fandiño A C，et al. Pharmacokinetic analysis of topotecan after intravitreal injection. Implications for retinoblastoma treatment[J]. Exp Eye Res，2010，91：9-14.

[58] BUITRAGO E，DEL SOLE M J，TORBIDONI A，et al. Ocular and systemic toxicity of intravitreal topotecan in rabbits for potential treatment of retinoblastoma[J]. Exp Eye Res，2013，

108：103-109.

[59] BOGAN C M，KACZMAREK J V，PIERCE J M，et al. Evaluation of intravitreal topotecan dose levels，toxicity and efficacy for retinoblastoma vitreous seeds：a preclinical and clinical study[J]. Br J Ophthalmol，2022，106（2）：288-296.

[60] POCHOP P，DARSOVA D，KUKACKA J，et al. Intravitreal carboplatin concentration and area under concentration versus time curve after intravitreal and periocular delivery[J]. Eur J Ophthalmol，2010，20：745-751.

[61] SMITH S J，PULIDO J S，SALOMAO D R，et al. Combined intravitreal and subconjunctival carboplatin for retinoblastoma with vitreous seeds[J]. British Journal of Ophthalmology，2012，96（8）：1073-1077.

[62] 侯宪如，程湧，张琦，等 . 玻璃体腔注射卡铂联合贝伐珠单抗治疗难治型视网膜母细胞瘤的疗效观察 [J]. 中华眼科杂志，2015，51（2）：126-129.

[63] HARBOUR J W，MURRAY T G，HAMASAKI D，et al. Local carboplatin therapy in transgenic murine retinoblastoma[J]. Invest Ophthalmo Vis Sci，1996，37：1892-1898.

第四章
眼内用药途径及应考虑的问题

第一节 眼内用药途径

眼球是一个密闭的空间，眼内用药必须采用穿刺注射的方法才能透过球壁进入眼内。目前，眼内用药的途径主要有两种：经角膜缘穿刺的前房注射给药和经睫状体扁平部穿刺的玻璃体腔注射给药。

一、前房内注射给药（intracameral injection）

前房内注射给药主要用于真菌性角膜炎的治疗、白内障手术期间的辅助用药（如麻醉、扩瞳、止血）、白内障术毕使用抗生素以防术后感染和眼肿瘤患者的前房内化疗等。特别是自具有里程碑意义的欧洲白内障及屈光手术学会（European Society of Cataract and Refractive Surgery，ESCRS）眼内炎研究以来，前房内注射头孢呋辛钠（intracameral cefuroxime，ICC）已被广泛用于白内障术后预防感染。

二、玻璃体腔注射给药（intravitreal injection）

玻璃体腔注射给药主要是针对各种眼底的新生血管、各种感染与非感染性视网膜脉络膜炎症及由各种原因所致的黄斑水肿。

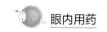

第二节　眼内用药应考虑的问题

一旦决定进行眼内注射并选择施用药物，医师必须注意患者全身和眼部情况有无异常，这些可能与眼内注射的适应证无关，但随不同患者甚至在同一患者的不同阶段会产生变化，从而影响医师的临床判断，以及影响眼内注射的时间或技术的选择。

一、眼内药物注射的量与浓度

大部分眼内药物注射的量与浓度都是在反复的临床试验后确定的。对于眼病的治疗，按说明书用药一般都是安全的。这里要强调的是前房内注射给药，除作为少数眼病（如真菌性角膜炎）的治疗外，大多是伴随眼内手术进行的，考虑药物注入的量与浓度尤为重要。如 ICC 标准剂量（1 mg/0.1 mL）通常被认为是安全的，然而，同样要注意继发于头孢呋辛钠的眼毒性。头孢呋辛钠中毒因病例而异，其临床表现的严重程度与手术并发症和药物浓度有关。在没有并发症的病例中，以推荐剂量注射可能会产生轻度、短暂性和可逆性的视网膜毒性。有报告表明，在接受标准剂量 ICC 治疗的患者中，ERG 的 α 波和 β 波振幅轻度下降，2 个月后消退。在给予标准剂量 ICC 治疗的情况下，白内障手术期间后囊破裂和玻璃体丢失，前段和后段之间的屏障破裂，ICC 更容易向后扩散到视网膜中，可能增加眼毒性的风险。这时，医师或许需要减少 ICC 剂量。另外，如果患者先前接受过视网膜前膜切除术，可能削弱了视网膜内层，视网膜对药物剂量会变得更加敏感，容易产生药物对视网膜的毒性。另外，在没有即用型配方的情况下，即使使用标准剂量的 ICC，也可能存在未检测到的稀释误差，或医师可能在不知不觉中注射超量，如头孢呋辛钠超过 0.1 mL。高剂量暴露可引起严重的并发症，如黄斑梗死。

二、既往 IVI 后的眼内压峰值

与 IVI 相关的眼内容积的增加可致眼内压（intraocular pressure，IOP）立即升高，通常称为眼内压峰值。在注射后 5 分钟，多达 1/3 的 IVI 眼，眼内压值超过 30 mmHg

（4.0 kPa）。通过巩膜扩张可适应这种变化，眼内压通常在几分钟内自发下降。在临床实践中，大多数 IVI 是将 0.05 mL 的药物注射到眼内，但有时会给予 0.1 mL（如玻璃体腔注射曲安奈德）。注入的量越大，IOP 峰值可能就越高。此外，快速注射可导致突然的眼内压升高，这种情况的反复发生会对视网膜神经纤维造成伤害。

有证据表明，健康的眼睛可以承受术后短暂的眼内压峰值，而不会造成永久性损伤，但对那些容易造成血管性损害的患者（如青光眼及前段缺血性视神经病变的患者、分支或中央视网膜静脉阻塞患者），IOP 必须严格控制。据观察，有 2% ～ 19% 的糖尿病患者发生 IVI 相关的眼部血管事件，动脉或静脉阻塞风险高于一般人群。

IVI 通常用较小规格的针头，虽然引起的疼痛较小，但由于玻璃体反流较少，IVI 后的 IOP 较高。

尽管大多数 IOP 峰值无须干预即可自行下降，但在急性眼内压峰值的情况下，如导致疼痛和视力丧失，应做前房穿刺，释放一些房水以降低眼内压。

研究表明，在术前给予 0.2% 溴莫尼定和 0.5% 噻吗洛尔联合使用，或进行眼球按摩，也可显著降低 IVI 后的眼内压。

眼科医师应始终注意患者已经存在的高眼内压或青光眼，并在 IVI 术后和一段时间内注意监测其眼内压。如果发现眼内压升高或有青光眼的其他体征或症状，应进行医疗干预。需要注意的是，任何预先存在的不同程度的高眼内压或青光眼均不构成 IVI 的禁忌证。如果可能，对类固醇容易引起高眼内压的患者应使用替代药物来降低眼内压升高的风险。

三、既往眼部疾病或有眼部手术史

若患者先前没有存在构成 IVI 禁忌证的眼部疾病或手术史，则 IVI 可以通过睫状体扁平部安全地进行，眼科医师在选择位置时有一定的灵活性。但对于已行玻璃体切除术或硅油填充眼，IVI 应避开原巩膜切口位置。如果玻璃体切除术是近期进行的，则注射部位应选择远离巩膜切口的部位。既往接受过青光眼手术的眼，应避免在滤过泡或装有引流器的部位注射。因放疗装有巩膜贴片的眼，应避免在巩膜贴片的附近进行 IVI。

已行玻璃体切除的眼，注射到玻璃体腔的药物的药代动力学是不同的，其半衰期更短、清除速度更快。眼科医师用药时应予以考虑。

四、复杂的内科或眼部疾病

任何内科或眼部疾病都不是眼内注射的绝对禁忌证，但在某些情况下，对于同时存在复杂内科和眼部疾病的患者，已患疾病可能会影响所用药物的选择或手术的时间。比如，目前尚未有关于抗 VEGF 药物安全性的既定指南，眼科医师应了解这些药物可能具有潜在的心脑血管风险。在已有心血管或脑血管疾病的患者中，尤其是近期发作或不稳定的患者，应谨慎考虑使用抗 VEGF 药物行眼内注射。一般来说，抗 VEGF 治疗的眼内注射不是紧急医疗措施，可以推迟几天，以降低任何全身并发症的风险。

五、接受抗凝治疗的患者

任何形式的抗凝治疗均不被认为是眼内注射的禁忌证。研究表明，抗凝治疗与眼内注射后出血或任何其他并发症的风险增加无关。

六、活动性外部感染和睑缘炎

一项前瞻性研究表明，睑缘炎的存在是眼内炎（endophthalmitis，EO）发生的一个重要危险因素。有活动性外部感染的眼睛可能有高于正常的细菌负荷，在这些情况下，标准消毒技术往往达不到理想的效果。因此，建议在眼内注射之前治疗任何（包括睑缘炎在内）的活动性外部感染。

七、怀孕和哺乳

在孕妇或哺乳期妇女中施用任何药物均要谨慎。许多药物既没有明确的证据证明绝对安全，也没有关于它们在这些患者中的使用指南。医师应权衡治疗的潜在风险与推迟治疗的可能后果。

从现有的资料看，如果需要，玻璃体腔注射类固醇药物的风险 – 获益比在怀孕期间是可以接受的，曲安奈德和地塞米松植入物在妊娠期间使用无不良反应。抗血管生成药物可能对胎盘和发育中的胎儿有害，因此，应权衡使用抗 VEGF 药物与胎儿发育异常或妊娠丢失的可能风险，尤其是在妊娠早期。因此，在怀孕期间使用抗 VEGF 药物要极为小心。

在目前可用的抗 VEGF 药物中，雷珠单抗可能是最安全的选择，因为它已被证明具有最快速的体循环清除率，并且对血浆 VEGF 水平的影响最弱。母乳喂养不是眼内注射治疗的禁忌证。

八、玻璃体腔药物注射的管理

1. 施行注射的临床环境

各个国家的法律法规都有适用于眼内注射的临床环境规定。在美国和加拿大，IVI 主要在医师诊室内进行。而在其他国家，为减少感染，特别是避免 EO 的发生，IVI 仅限于在具有相同卫生标准的手术室或无菌室进行。但总体来说，与 IVI 相关的 EO 发生率通常极低。

2. 麻醉

建议使用表面麻醉，因为它是侵入性最小的麻醉方法。

3. 眼部消毒

注射部位的术前消毒能降低眼表病原体负荷，聚维酮碘（povidone-iodine，PI）被广泛认为是术前皮肤和表面处理的标准消毒剂，可快速、广谱地杀灭微生物（细菌、病毒、孢子）的活性，目前没有耐药性报告。

游离碘在高浓度下不容易从 PI 中释放出来，稀释溶液有助于游离碘释放。10%、1.0%、0.1% 和 0.01% PI 的游离碘浓度分别为 5 μmol/mol、13 μmol/mol、24 μmol/mol 和 13 μmol/mol。但在高 PI 浓度下，游离碘很容易从周围的碘储层中补充。浓度为 2.5% ～ 10% 的 PI 需要 30 ～ 120 秒才能杀死细菌，但可以长时间保持高杀菌浓度，因此可以用作眼睑和皮肤消毒，或在眼内注射之前单次滴眼。浓度在0.1% ～ 1.0% 的 PI 只需要 15 秒即可杀死细菌，但作用持续时间短，必须重复施用。局部给予 5% 的 PI 超过 30 秒可被认为是注射前消毒的安全方法。

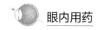

当 PI 引起眼局部刺激时，氯己定可作为安全替代药物。

4. 扩瞳

前房内注药对瞳孔的大小没有特别的要求。对进行 IVI 时是否需要扩大瞳孔的结论尚无建议。各种指南不再强制要求玻璃体腔注药前必须扩瞳，扩瞳对多数患者也不会带来潜在危险，是否进行扩瞳取决于医师的个人习惯。考虑瞳孔扩大能使医师在注射后立即对眼底进行检查，了解视网膜中央血管的灌注情况，因此可以考虑在 IVI 之前扩瞳，特别是注射的药物量较大时（> 0.1 mL）。

5. 开睑器的使用

在 IVI 期间不自主闭睑会导致针头污染。一项前瞻性、随机和双盲研究报告显示，如果不使用开睑器，EO 的发生率会增加；反之，使用无菌开睑器，EO 的发生率较低，有效预防了眼睑闭合对注射的干扰。目前，国外指南多数建议 IVI 术中使用无菌开睑器或其他方式来保持患者眼睑分开，以免瞬目干扰注射及污染针头。

6. 注射针的大小和长度

选择适当大小和长度的注射针不仅能影响患者的接受度与舒适度，而且对于注射安全也很重要。IVI 经常使用 27 G 到 30 G 的针头，也可使用 31 G 和 33 G 的针头。通常情况下，液体注射使用 30 G 或更细的针头，曲安奈德混悬液使用 25 G、27 G 的针头，地塞米松植入物或氟轻松丙酮植入物注射使用自带的 23 G 或 25 G 的较大针头。

增加针的 G 号，可产生更小的巩膜孔和更少的结构损伤，这与所使用的注射技术（如巩膜隧道进行或垂直进行）无关。使用 30 G 以上针头的 IVI 可减少药物回流和玻璃体嵌顿，但在 IVI 后可立即引起 IOP 升高。用于 IVI 的针头可能因结构不规则或有碎屑附着（如硅油）影响 IVI 的结果，应予注意。

7. 注射位置

IVI 应从距角膜缘 3.5 ～ 4 mm 的睫状体扁平部进针，进针前可使用规尺进行测量。靠后部的注射可能会伤及视网膜，增加视网膜脱离的风险；靠前的入路会增加创伤性白内障或出血的风险。

对于 IVI 的确切位置或象限没有明确的要求，注射医师可依操作习惯及患者眼部情况做出选择。如果患者接受反复 IVI 治疗，应避免在以前巩膜切开的区域注射并每次更换注射部位，防止累积的玻璃体嵌顿和持续存在的巩膜孔。

8. 双侧注射的可行性

需要双侧抗 VEGF 治疗的患者，大多数更喜欢同时进行双侧注射，以减少来院的时间消耗。根据美国的一项调查，46% 的眼科医师同时进行双侧 IVI，可方便患者，有较好的成本效益。为避免双侧 EO 的潜在并发症，即使同时行双侧 IVI，建议对每只眼睛的注射按顺序治疗，不要重复使用如开睑器、手套及针头等器材，因为这些器材可能在前一只眼的注射过程中被眼球表面的细菌污染。

9. 围手术期局部抗生素使用

从理论上讲，围手术期局部使用抗生素可降低睫毛、眼睑和结膜的细菌负荷，在 IVI 或手术后可显著降低 EO 的发生率。但循证医学研究表明，围手术期局部使用抗生素对 IVI 后 EO 的发生没有显著的预防作用。因此，国外最新指南里不主张常规使用局部抗生素预防 IVI 后 EO 的发生。目前，我国 IVI 围手术期都使用抗生素滴眼液，基本遵循术前使用 1 ～ 3 天，每天 3 次或 4 次，术毕结膜囊内可立即使用 1 次，术后连续使用 3 天，每天 3 次或 4 次。

（王志刚　刘汉生）

参考文献

[1] HADDAD R S，EI-MOLLAYESS G M. Combination of intracameral and intrastromal voriconazole in the treatment of recalcitrant Acremonium fungal keratitis[J].Middle East Afr J Ophthalmol，2012，19（2）265-268.

[2] KAUR S，KORLA S，RAM J，et al. Intracameral anesthetic mydriatic（ICAM）assisted pediatric cataract surgery[J]. Eur J Ophthalmol，2021，29：11206721211006575.

[3] BIZRAH M，CORBETT M C. Intracameral Phenylephrine to Arrest Intraoperative Intraocular Bleeding：A New Technique[J]. Ophthalmol Ther，2019，8（1）：137-141.

[4] SHORSTEIN N H，MYERS W G. Drop-free approaches for cataract surgery[J]. Curr Opin Ophthalmol，2020，31（1）：67-73.

[5] BORRONI D，BONZANO C，Rachwani-Anil R，et al. Less is more：new one-step intracameral chemotherapy technique[J]. Rom J Ophthalmol，2021，65（3）：218-221.

[6] BARRY P，SEAL D V，GETTINBY G，et al. ESCRS study of prophylaxis of postoperative

endophthalmitis after cataract surgery: preliminary report of principal results from a European multicenter study[J]. J Cataract Refract Surg, 2006, 32: 407-410.

[7] DAIEN V, PAPINAUD L, GILLIES M C, et al. Effectiveness and safety of an intracameral injection of cefuroxime for the prevention of endophthalmitis after cataract surgery with or without perioperative capsular rupture[J]. JAMA Ophthalmol, 2016, 134: 810-816.

[8] FAURE C, PERREIRA D, AUDO I. Retinal toxicity after intracameral use of a standard dose of cefuroxime during cataract surgery[J]. Doc Ophthalmol, 2015, 130: 57-63.

[9] QUERESHI F, CLARK D. Macular infarction after inadvertent intracameral cefuroxime[J]. J Cataract Refract Surg, 2011, 37: 1168-1169.

[10] LEMOS V, CABUGUEIRA A, NORONHA M, et al. Intraocular pressure in eyes receiving intravitreal antivascular endothelial growth factor injections[J]. Ophthalmologica, 2015, 233: 162-168.

[11] PANG C E, MREJEN S, HOANG Q V, et al. Association between needle size, postinjection reflux and intraocular pressure spikes after intravitreal injections[J]. Retina, 2015, 35: 1401-1406.

[12] ALAGÖZ N, ALAGÖZ C, YILMAZ I, et al. Immediate intraocular pressure changes following intravitreal dexamethasone implant[J]. J Ocul Pharmacol Ther, 2016, 32: 44-49.

[13] HOLLANDS H, WONG J, BRUEN R, et al. Short-term intraocular pressure changes after intravitreal injection of bevacizumab[J]. Can J Ophthalmol, 2007, 42: 807-811.

[14] YANNUZZI N A, PATEL S N, BHAVSAR K V, et al. Predictors of sustained intraocular pressure elevation in eyes receiving intravitreal anti-vascular endothelial growth factor therapy[J]. Am J Ophthalmol, 2014, 158: 319-327.

[15] FRENKEL M P, HAJI S A, FRENKEL R E. Effect of prophylactic intraocular pressure-lowering medication on intraocular pressure spikes after intravitreal injections[J]. Arch Ophthalmol, 2010, 128: 1523-1527.

[16] OZCALISKAN S, OZTURK F, YILMAZBAS P, et al. Effect of dorzolamide-timolol fixed combination prophylaxis on intraocular pressure spikes after intravitreal bevacizumab injection[J]. Int J Ophthalmol, 2015, 8: 496-500.

[17] THEOULAKIS P E, LEPIDAS J, PETROPOULOS I K, et al. Effect of brimonidine/timolol fixed

combina- tion on preventing the short-term intraocular pressure increase after intravitreal injection of ranibizumab[J]. Klin Monatsbl Augenheilkd，2010，227：280-284.

[18]　AVERY R L，BAKRI S J，BLUMENKRANZ M S，et al. Intravitreal injection technique and monitoring：updated guidelines of an expert panel[J]. Retina，2014，34：S1-S18.

[19]　MOON S W，OH J，YU H G，et al. Incidence and risk factors for macular hemorrhage following intravitreal ranibizumab injection for neovascular age-related macular degeneration[J]. J Ocul Pharmacol Ther，2013，29：556-559.

[20]　CONCILLADO M，LUND-ANDERSEN H，MATHIESEN E R，et al. Dexamethasone intravitreal implant for diabetic macular edema during pregnancy[J]. Am J Ophthalmol，2016，65：7-15.

[21]　FAZELAT A，LASHKARI K. Off-label use of intravitreal triamcinolone acetonide for diabetic macular edema in a pregnant patient[J]. Clin Ophthalmol，2011，5：439-441.

[22]　AVERY R L，CASTELLARIN A A，STEINLE N C，et al. Systemic pharmacokinetics following intravitreal injections of ranibizumab，bevacizumab or aflibercept in patients with neovascular AMD[J]. Br J Ophthalmol，2014，98：1636-1641.

[23]　SIGFORD D K，REDDY S，MOLLINEAUX C，et al. Global reported endophthalmitis risk following intravitreal injections of anti-VEGF：a literature review and analysis[J]. Clin Ophthalmol，2015，9：773-781.

[24]　FREIBERG F J，BRYNSKOV T，MUNK M R，et al. Low endophthalmitis rates after intravitreal anti-vascular endothelial growth factor injections in an operation room：a retrospective multicenter study[J]. Retina，2017，37：2341-2346.

[25]　MANSOUR A M，SHAHIN M，KOFOED P K，et al. Collaborative Anti-VEGF Ocular Vascular Complications Group：Insight into 144 patients with ocular vascular events during VEGF antagonist injections[J]. Clin Ophthalmol，2012，6：343-363.

[26]　GREEN-SIMMS A E，EKDAWI N S，BAKRI S J. Survey of intravitreal injection techniques among retinal specialists in the United States[J]. Am J Ophthalmol，2011，151：329-332.

[27]　GRZYBOWSKI A，TOLD R，SACU S，et al. 2018 update on intravitreal injections：euretina expert consensus recommendations[J]. Ophthalmologica，2018，239（4）：181-193.

[28]　PULIDO J S，PULIDO C M，BAKRI S J，et al. The use of 31-gauge needles and syringes for

intraocular injections[J]. Eye（Lond）2007，21：829-830.

[29] EATON A M，GORDON G M，WAFAPOOR H，et al. Assessment of novel guarded needle to increase patient comfort and decrease injection time during intravitreal injection. Ophthalmic Surg Lasers Imaging endophthalmitis[J]. Ophthalmic Surg Lasers aging Retina，2013，44：561-568.

[30] AIELLO L P，BRUCKER A J，CHANG S，et al. Evolving guidelines for intravitreous injections[J]. Retina，2004，24：S3-S19.

[31] XU Y，YOU Y，DU W，et al. Ocular pharmacokinetics of bevacizumab in vitrectomized eyes with silicone oil tamponade[J]. Invest Ophthalmol Vis Sci，2012，53：5221-5226.

[32] DE STEFANO V S，ABECHAIN J J，DE ALMEIDA L F，et al. Experimental investigation of needles，syringes and techniques for intravitreal injections[J]. Clin Experiment Ophthalmol，2011，39：236-242.

[33] BAKRI S J，EKDAWI N S. Intravitreal silicone oil droplets after intravitreal drug injections[J]. Retina，2008，28：996-1001.

[34] FAGAN X J，AL-QURESHI S. Intravitreal injections：a review of the evidence for best practice[J]. Clin Experiment Ophthalmol，2013，41：500-507.

[35] BHAVSAR A R，GOOGE J M J R，STOCKDALE C R，et al. Risk of endophthalmitis after intravitreal drug injection when topical antibiotics are not required：clinical research network laser-ranibizumab-triamcinolone clinical trials[J]. Arch Ophthalmol，2009，127：1581-1583.

[36] 中华医学会眼科学分会眼底病学组 . 我国视网膜病玻璃体腔注药术质量控制标准 [J]. 中华眼科杂志，2015，51（12）：892-895.

[37] Ocular Fundus Disease，Ophthalmology Branch，Chinese Medical Association. Standards of quality control for intravitreal injection of retinopathy in China[J]. Chinese Journal of Ophthalmology，2015，51（12）：892-895.

第五章
玻璃体腔药物注射方法

玻璃体腔药物注射是眼科相对简单的治疗操作。不同于皮下、皮内、肌肉、静脉等身体其他部位的药物注射，玻璃体腔药物注射是直接针对于人体重要的感觉器官——眼球的侵入性操作，稍有不慎，就可能产生眼内出血、眼内感染等严重的并发症，威胁患者本已脆弱的视功能。因此，一旦决定对患者进行玻璃体腔药物注射，医师就应该做好充分的准备，进行准确、细致的操作，避免产生因失误而导致的并发症，尽力保证患者安全。

第一节　患者准备

一、病历资料准备

（1）详细记录患者病史及眼部检查结果。

（2）心电图、血常规、凝血功能、免疫四项（HIV、RPR、HCV、HBV）等检查检验完善。

（3）进行 OCT、OCTA、FFA、ICGA 等必要的辅助检查，能清楚提示如新生血管、黄斑水肿等病变所在，诊断明确。

（4）向患者详细介绍玻璃体腔注药的目的、过程、可能出现的不适、风险、术中如何配合等情况，并由其签署知情同意书。

二、全身情况准备

1. 生命体征正常，无不适症状

2. 确认患者无以下禁忌证

（1）眼部或眼周组织有感染征象（针对真菌性角膜炎、感染性眼内炎的玻璃体腔注射除外）。

（2）对注射药物的任何成分过敏。

（3）妊娠期及哺乳期女性。

（4）治疗期内有生育需求的女性。

（5）未满18岁的病例，经评估治疗获益可能小于治疗风险。

（6）有心血管意外风险的高龄患者。

三、眼部准备

（1）注药前滴用抗生素眼液1～3天，每天3～4次。

（2）至少在注药前1天冲洗泪道。

（3）考虑扩瞳的患者，可在注射前半小时滴用短效扩瞳药物（窄房角或浅前房等有闭角型青光眼风险者可不扩瞳）。

（4）注射前半小时冲洗结膜囊。

四、常用注射药物的用量

（1）雷珠单抗注射液 0.5 mg/0.05 mL。

（2）康柏西普眼用注射液 0.5 mg/0.05 mL。

（3）阿柏西普眼内注射溶液 2 mg/0.05 mL。

（4）地塞米松玻璃体腔植入剂（含地塞米松 0.7 mg）。

第二节 注射操作

一、环境及物品要求

（1）注射操作应在 I 级特别洁净手术室进行。

（2）器械应严格灭菌消毒，达到无菌标准。

（3）注射药物达到说明书所描述的性状标准（如雷珠单抗、康柏西普、阿柏西普应无沉淀、变色、混浊），使用前需冷藏保存。

（4）应将全身意外的抢救设备准备齐全。

二、操作步骤（以雷珠单抗及地塞米松植入物注射为例）

（1）患者取平卧位，"医、护、患"三方核对药品及眼别。

（2）注射前 15 分钟分三次滴用眼科表面麻醉滴眼液（盐酸丙美卡因滴眼液或盐酸奥布卡因滴眼液）[图 5-1（A）]。

（3）使用 5% 聚维酮碘溶液消毒睫毛根部和睑缘 [图 5-1（B）]。

（4）使用 5% 聚维酮碘溶液由内到外擦拭消毒手术区 3 遍。消毒范围：上至发际线，鼻侧过鼻中线，下方至上唇平面，颞侧至被注射眼同侧耳根部。

（5）眼科手术单，贴无菌手术保护膜，用开睑器开睑 [图 5-1（C）]。

（6）结膜囊滴 5% 聚维酮碘溶液，作用 30 秒后使用生理盐水冲洗干净，使用显微镊夹持内 / 外直肌止点处，确认患者无痛感 [图 5-1（D）]。

（7）在无菌操作下抽取注射药物，安装注射器针头（不要去除针头帽）并确认旋紧，将注射器竖直，缓慢前推注射器活塞，至注射器 0.05 mL 标记线处，排出注射器内空气及过多药液。注射地塞米松植入物时，应在无菌操作下去除注射系统的安全片 [图 5-1（E）]。

（8）穿刺注射位置建议选择颞上或颞下象限，用显微有齿镊抓住直肌止点或角膜缘组织以固定眼球，取自角膜缘后 3.5 ～ 4.0 mm（无晶状体或人工晶体眼 3.5 mm、有晶状体眼 4.0 mm）处作为穿刺点，并避开结膜血管及 3 点、9 点位。多次注射的也可选择其他位置 [图 5-1（F）]。

（9）拔除针头帽，轻柔推开球结膜，使结膜与巩膜错位少许，自穿刺点位斜向进针约 1 mm 后将针头朝向眼球中心，垂直巩膜面穿刺进入眼内约 6 mm。也可通过扩大的瞳孔观察，确认针尖位于玻璃体腔中央。未扩瞳者在穿刺有突破感、进针约 2 mm 后缓慢注射药物 [图 5-1（G）]。

（10）药物推注完后，使用显微镊夹住穿刺口位置，拔出注射针，用生理盐水湿棉签压迫穿刺位置，使巩膜穿刺口闭合。

（11）测量术眼眼内压、软硬适度，并询问患者光感确切后，结膜囊涂抗生素眼膏或凝胶，用无菌敷料包封术眼，注射过程结束 [图 5-1（H）]。

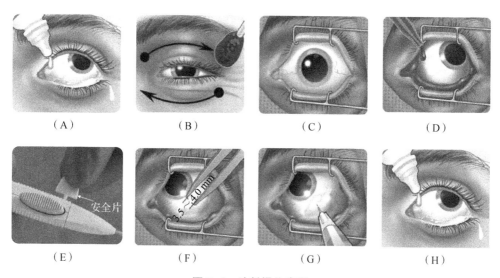

（A）　　　　　　（B）　　　　　　（C）　　　　　　（D）

（E）　　　　　　（F）　　　　　　（G）　　　　　　（H）

图 5-1　注射操作步骤

三、注射时的特殊情况处理

（1）避免针头接触眼睑、睫毛，进针时针尖应朝向眼球中央，避免伤及晶状体。

（2）如出现穿刺点出血渗漏，可用无菌棉签持续压迫。

（3）注射后眼内压高时，可使用 26 G 以上细针头做前房穿刺缓慢放液从而降低眼内压。

（4）观察有无晶状体后囊损伤。

（5）如后期晶状体混浊加重，需行白内障手术。

四、注意事项

（1）注射药品一人一用，不能合用。

（2）不建议同时行双眼玻璃体腔注射。

（3）注射地塞米松玻璃体内植入剂时，注射针头未进入玻璃体腔前切记不能按下注射按钮，并告知患者避免俯卧位。

（4）注射前眼内压 ≥ 30 mmHg 时，应先行降眼内压处置（如药物降压或前房穿刺放液），待眼内压下降后再行注药。

（5）嘱患者注射后注意眼部卫生，3 天内避免水等进入眼内。

（6）向患者提供 24 小时紧急联系方式。告知患者注射后如出现疼痛、畏光、眼前黑影飘动、视力下降、眼红等，应及时复诊。

第三节　眼内注射后的检查与复诊

一、眼内注射后的复诊时间

地塞米松玻璃体内植入剂注射后半小时或次日、1 周、1 个月。

二、地塞米松玻璃体内植入剂眼内注射后半小时或次日复诊检查项目

（1）视力（裸眼视力及最佳矫正视力）有无改善或下降。

（2）眼内压是否正常。

（3）前后节检查　穿刺口闭合情况、前房及玻璃体有无炎症反应、有无出血，视网膜有无裂孔及出血等。注射地塞米松玻璃体内植入剂时，可通过超广角眼底照相机或 B 超等检查确认能否看到药物基质及其位置。

三、注射后 1 周、1 个月复诊检查项目

（1）视力（裸眼视力及最佳矫正视力）有无改善。

（2）眼内压是否正常。注射地塞米松玻璃体内植入剂时，需要特别关注注射 2

周后的眼内压情况。

（3）前后节检查　穿刺口闭合情况、前房及玻璃体有无炎症反应、视网膜有无裂孔及出血等。

（4）注药后 1 周、1 个月根据需要进行 OCT、OCT-A 、FFA 及 ICGA 检查，评估疾病有无改善。

四、注射后用药

（1）使用抗生素眼液 3 天，每天 3 ～ 4 次。

（2）其他药物　促进水肿消退药物、对症处理药物等。

第四节　玻璃体腔注射的并发症

（1）高眼内压　最常见，特别是注射地塞米松玻璃体内植入剂后 2 周左右，可出现高眼内压，需要使用降眼内压药物。

（2）晶状体混浊　除注射时造成的晶状体损伤外，皮质类固醇类药物也可造成晶状体的混浊，严重时需要手术治疗。

（3）眼内感染　较少见，如出现，需要按眼内炎处理。

（4）玻璃体腔出血　使用促进血液吸收的药物。

（5）结膜下出血　较常见，无须特殊处理，注射时注意避开血管丰富处可减少此类并发症的发生。

（6）注射地塞米松玻璃体内植入剂时，药物基质进入前房　多见于晶状体囊膜不完整或高度近视者，可引起角膜内皮损伤。如出现角膜内皮损伤，需要取出。

（王志刚）

参考文献

[1] 中华医学会眼科学分会眼底病学组 . 我国视网膜病玻璃体腔注药术质量控制标准 [J]. 中华眼科杂志，2015，51（12）：892-895.

第六章
眼内注射的并发症

玻璃体腔注射药物彻底改变了常见视网膜疾病的治疗，如新生血管性年龄相关性黄斑变性（age-related macular degeneration，AMD）、糖尿病视网膜病变（diabetic retinopathy，DR）、视网膜静脉阻塞（retinal vein occlusion，RVO）、眼内炎（endophthalmitis，EO）和眼内肿瘤等，通过玻璃体腔注射药物，不少可以获得较为满意的疗效。但玻璃体腔注射是一种侵入性操作，注射过程中难免会产生一定程度的损伤，有发生各种并发症的风险。此外，各种药物本身及其防腐剂或植入物的外包装也可能在玻璃体腔注射后产生不良的后续影响。这些不良事件在不同药物之间大多是相似的，且不受潜在疾病的影响。

第一节　感染性眼内炎及药物相关眼内炎症

一、感染性眼内炎

感染性眼内炎仍然是玻璃体腔注射最具破坏性的并发症之一。据报道，在抗血管内皮生长因子（vascular endothelial growth factor，VEGF）治疗的多中心临床试验中，眼内炎的发病率在 0.019% ～ 1.6%。不同抗 VEGF 药物、不同的注射环境，眼内炎发生率基本相同。由于抗 VEGF 注射定期重复，因此风险是累积的。其他药物的玻璃体腔注射，如用于炎症性眼部疾病的皮质类固醇，眼内炎的发生率（0.13%）高于抗VEGF 注射后的眼内炎发生率（0.02%）。与玻璃体腔注射相关的眼内炎通常在注射后

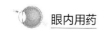
5 天内出现，最常见的症状是视力下降、眼痛。最终的视觉结果部分取决于病原体的毒力。链球菌在眼内的毒力特别大，94% 的链球菌感染病例的视觉结果非常差。

降低玻璃体腔注射后眼内炎风险的最重要因素是注意围手术期管理。在结膜囊中使用 5% 聚维酮碘是预防眼内炎的可行办法。外用抗生素已被证明可显著减少眼表细菌，但尚未被证明对降低眼内炎风险有显著影响。

二、急性眼内炎症

与药物相关的急性眼内炎症也是眼内注射后的主要不良事件之一。在玻璃体腔注射雷珠单抗治疗 AMD 的大型临床试验中，明显的急性眼内炎症的发生率为 1.4% ～ 2.9%。

有时难以区分无菌性眼内炎症和感染性眼内炎。可根据就诊时间、疼痛的存在与否和临床表现的严重程度综合考虑。感染性眼内炎患者症状开始于注射后 1 ～ 6 天，平均 2.55 天；而急性眼内炎症患者症状开始更早，可以不到 1 天。感染性眼内炎患者往往就诊时眼睛疼痛，前房反应都很严重，可出现角膜后沉着物（keratic precipitates，KP）、前房积脓、纤维蛋白渗出或虹膜前粘连，这些反应出现一种以上；而在急性眼内炎症患者中一般均不存在这些体征。一般来说，感染性眼内炎的症状表现比急性眼内炎症更严重，但眼科医师应将玻璃体腔注射后的每例急性葡萄膜炎病例视为疑似眼内炎，并在临床高度怀疑时给予玻璃体腔抗生素治疗。

第二节　眼内压升高与眼部出血

一、眼内压升高

玻璃体腔注射后眼内压（IOP）的急性升高比较常见，在 IVI 后 30 分钟内，大多数患者 IOP 恢复到安全水平，最多可持续数小时。在有青光眼或眼高压病史的患者中，具有较高眼内压升高率，注射后眼内压下降时间可能延长。眼内压升高的机制可能包括药物的药理作用、炎症机制、蛋白质聚集或针头上附着的硅油等碎屑导致的房水流出通道受损，以及与注射相关的反复创伤和（或）眼内压峰值导致流出途径受损等。

临床实践中使用的玻璃体腔注射量从 0.025 mL 到 0.1 mL 不等，注射量仅占玻璃体总体积的 1% ～ 2%。IOP 升高不仅是玻璃体腔体积增加的结果，也与注射药物的性质有关。一般而言，皮质类固醇药物容易引起眼内压升高。该并发症的发生率在曲安奈德 IVI 后为 30% ～ 60%，使用地塞米松植入物后的发生率为 30% ～ 50%。多达 12% 的病例在注射抗血管内皮生长因子（VEGF）药物后出现眼内压升高。

二、眼部出血

玻璃体腔注射药物后可出现眼出血，包括结膜下出血、视网膜或脉络膜下出血。据报道，近 10% 的注射会出现结膜下出血。在接受阿司匹林治疗的患者中，结膜下出血的发生率更高。有玻璃体腔注射贝伐珠单抗后出现大量脉络膜脱离或出血、雷珠单抗和贝伐珠单抗注射后出现大量视网膜下出血的文献报告。但在接受抗凝剂治疗的患者中，没有新的眼内出血或其他出血并发症的报告。因此，考虑停止抗凝治疗后血栓栓塞事件的风险增加，不建议在玻璃体腔注射前停止抗凝剂的使用。

第三节　裂孔源性视网膜脱离与玻璃体视网膜纤维增殖

一、裂孔源性视网膜脱离

与玻璃体腔注射药物相关的裂孔源性视网膜脱离（rhegmatogenous retinal detachment，RRD）总体发生率较低（0 ～ 0.67%）。玻璃体腔注射后的 RRD 被认为是玻璃体后脱离的诱导或由不正确的注射方式造成的。因此，医师应注意提高手术技术以降低 RRD 的发生率，也包括注射的部位要精确（角膜缘后方 3.5 ～ 4.0 mm）、使用较小的针头，以及以巩膜隧道的方式插入针头来避免液体反流和玻璃体嵌顿。

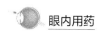

二、玻璃体视网膜纤维增殖

眼内药物注射，可引起玻璃体视网膜的纤维增殖，最常见的是视网膜前膜（epi-retinal membrane，ERM）。相关因素分析发现、除药物本身或植入物外，玻璃体腔注射后 ERM 的发生率也随着玻璃体腔注射次数的增加而增加。玻璃体腔注射本身会诱导玻璃体后脱离（posterior vitreous detachment，PVD），在 PVD 发生后，神经胶质细胞和玻璃体皮质残余物在玻璃体黄斑界面增殖，形成 ERM。因此，玻璃体腔注射的次数成为 ERM 形成的危险因素。频繁地玻璃体腔注射，PVD 发生的概率增大，可能会增加 ERM 的发生率。同时，ERM 可成为玻璃体腔药物到达黄斑区视网膜的物理屏障，并降低药物渗透率及药物作用效果。继发性 ERM 患者接受玻璃体腔注射后，中央黄斑厚度（central macular thickness，CMT）降低效果显著小于无 ERM 的患者。

第四节　罕见的眼部和全身性不良反应

眼内抗 VEGF 药物注射有关的罕见的眼部不良事件包括前部缺血性视神经病变、视网膜静脉阻塞及视网膜动脉阻塞、出血性黄斑梗死、缺血综合征的发生或恶化、第六颅神经麻痹等。

据报道，患者的安全与体循环中的可检测水平相关，所有玻璃体腔抗 VEGF 药物都可显著抑制全身性 VEGF 水平，因而有潜在全身性不良事件发生的风险，包括身体其他部位的出血明显增加，因此必须引起注意。

罕见的全身性不良事件包括幻视、勃起功能障碍、肾功能急性下降等。

第五节　抗 VEGF 药物注射后特定疾病的不良事件

一、糖尿病视网膜病变

增殖性糖尿病视网膜病变（proliferative diabetic retinopathy，PDR）行玻璃体

抗 VEGF 药物注射后的眼内纤维增殖是最受人关注的后续影响之一。Arevalo 等报道了玻璃体腔注射抗 VEGF 药物治疗后 13 天牵引性视网膜脱离（tractional retinal detachment，TRD）的进一步恶化和进展。Ishikawa 等发现，玻璃体腔注射抗 VEGF 药物治疗后 7 天，纤维数量和增殖程度及纤维血管膜的黏附增加。有研究报道，可能是由于玻璃体腔抗 VEGF 药物注射后的玻璃体视网膜界面纤维化，接受注射的眼睛中 6.5% 发生继发性 ERM。玻璃体腔注射抗 VEGF 药物通过上调纤维化相关细胞因子加速了 PDR 患者的纤维化，新生血管可能被纤维组织取代，纤维组织收缩可引起 TRD 和玻璃体积血（vitreous hemorrhage，VH）。

用于晚期 PDR 玻璃体切除术前的抗 VEGF 药物玻璃体腔注射，5.2% 的眼在注射后牵引性 TRD 发生或进展，从注射到 TRD 的时间在 3 ～ 31 天（平均 13 天）。因此，对于继发于糖尿病视网膜病变或 RVO 的广泛新生血管形成，应极谨慎地使用抗 VEGF 药物眼内注射，并密切随访患者是否需要行玻璃体切除术。玻璃体腔注射抗 VEGF 药物后纤维化发生或进展的机会随着时间的推移而增加，可能是由于长时间的高 CTGF（connective tissue growth factor）/VEGF 比率在抗 VEGF 药物治疗后一段时间才逐渐下降。

除抗 VEGF 药物外，研究发现，玻璃体腔注射地塞米松植入物后发生继发性 ERM 的概率明显高于用其他药物，研究者认为使用地塞米松植入物是 ERM 形成的危险因素，与药物输送系统有关。地塞米松植入物含有聚乳酸 – 共乙醇酸（poly lactic-co-glycolic acid，PLGA）基质，并使用特殊的装置注射到玻璃体腔中。在玻璃体腔植入可生物降解的 PLGA 后，可观察到玻璃体增殖反应，包括 ERM 形成。

另外，有 PDR 患者在接受抗 VEGF 药物作为玻璃体切除术的辅助治疗后，发生血影细胞性青光眼的文献报道。

二、年龄相关性黄斑变性

对于 AMD 患者，视网膜色素上皮（retinal pigment epithelium，RPE）撕裂可自发发生，也可能在治疗干预后发生。在治疗 AMD 的脉络膜新生血管时，使用玻璃体腔抗 VEGF 药物引起 RPE 撕裂的发生率从 0.06% ～ 27% 不等；抗 VEGF 药物治疗后，RPE 撕裂似乎高于疾病自然过程中的发病率。先前存在的 RPE 脱离（pigment epithelium detachment，PED）或纤维血管性 PED 被认为是 RPE 撕裂的主要危险因素，OCT 扫描时 PED 直径和垂直高度较大已被证明容易发生 RPE 撕裂。

与 DR 相似，在 AMD 患者中，抗 VEGF 药物（如贝伐珠单抗）使用后也已观察到纤维化现象。

AMD 患者接受抗 VEGF 药物注射治疗后，可能发生黄斑缺血。有文献报道，在玻璃体腔注射抗 VEGF 药物后，出现球后血流参数降低、视网膜小动脉血管收缩和黄斑缺血恶化。虽然这些影响的临床后果尚不清楚，但对有明显黄斑缺血的眼进行长期抗 VEGF 药物治疗时应严密监测。

三、其他视网膜疾病

当抗 VEGF 药物用于早产儿视网膜病变（retinopathy of prematurity，ROP）的晚期阶段时，与 PDR 中发生的情况类似，在血管的生成被抑制后，可能会加速新生血管的纤维化，造成或加重牵引性视网膜脱离。在 4 期和 5 期的 ROP 眼注射抗 VEGF 药物后的 1 周内，眼科医师应准备好进行玻璃体切除术。

单独玻璃体腔注射抗 VEGF 药物或与其他治疗方式联合治疗 Coat's 病时，尽管视网膜病变消退，仍有发生玻璃体视网膜纤维化和 TRD 的风险。

对继发于眼部缺血综合征的新生血管性青光眼患者，眼内注射抗 VEGF 药物可能会导致视网膜中央动脉阻塞。

玻璃体腔注射 VEGF 药物可能使 Eales 病患者在注射后发生继发性裂孔源性视网膜脱离。

（王志刚　刘汉生）

参考文献

[1] MC CANNEL C A. Meta-analysis of endophthalmitis after intravitreal injection of anti-vascular endothelial growth factor agents[J]. Retina, 2011, 31: 654-661.

[2] SCOTT I U, FLYNN H W. Jr. Reducing the risk of endophthalmitis following intravitreal injections[J]. Retina, 2007, 27: 10-12.

[3] KUMAR A, SEHRA S V, THIRUMALESH M B, et al. Secondary rhegmatogenous retinal

detachment following intravitreal bevacizumab in patients with vitreous hemorrhage or tractional retinal detachment secondary to Eales' disease[J]. Graefes Arch Clin Exp Ophthalmol, 2012, 250: 685-690.

[4] VANDERBEEK B L, BONAFFINI S G, MA L. The association between intravitreal steroids and post-injection endophthalmitis rates[J]. Ophthalmology, 2015, 122: 2311-2315.

[5] YU C Q, TA C N. Prevention of postcataract endophthalmitis: evidence-based medicine[J]. Curr Opin Ophthalmol, 2012, 23 (1): 19-25.

[6] TOLENTINO M. Systemic and ocular safety of intravitreal anti-VEGF therapies for ocular neovascular disease[J]. Surv Ophthalmol, 2011, 56: 95-113.

[7] MEYER C H, MICHELS S, RODRIGUES E B, et al. Incidence of rhegmatogenous retinal detachments after intravitreal antivascular endothelial factor injections[J]. Acta Ophthalmol, 2011, 89: 70-75.

[8] DEDANIA V S, BAKRI S J. Sustained elevation of intraocular pressure after intravitreal anti- VEGF agents: what is the evidence?[J].Retina, 2015, 35: 841-858.

[9] RICCA A M, MORSHEDI R G, WIROSTKO B M. High intraocular pressure following anti-vascular endothelial growth factor therapy: proposed pathophysiology due to altered nitric oxide metabolism[J]. J Ocul Pharmacol Ther, 2015, 31: 2-10.

[10] JONAS J B, DEGENRING R F, KREISSIG I, et al. Intraocular pressure elevation after intravitreal triamcinolone acetonide injection[J]. Ophthalmology, 2005, 112: 593-598.

[11] SMITHEN L M, OBER M D, MARANAN L, et al. Intravitreal triamcinolone acetonide and intraocular pressure[J]. Am J Ophthalmol, 2004, 138: 740-743.

[12] YUKSEL-ELGIN C, ELGIN C. Intraocular pressure elevation after intravitreal triamcinolone acetonide injection: a meta-analysis[J]. Int J Ophthalmol, 2016, 9: 139-144.

[13] MAZZARELLA S, MATEO C, FREIXES S, et al. Effect of intravitreal injection of dexamethasone 0.7 mg (Ozurdex®) on intraocular pressure in patients with macular edema[J]. Ophthalmic Res, 2015, 54: 143-149.

[14] MATURI R K, POLLACK A, UY H S, et al. Ozurdex MEAD Study Group: Intraocular pressure in patients with diabetic macular edema treated with dexamethasone intravitreal implant in 3-year

MEAD study[J]. Retina, 2016, 36: 1143-1152.

[15] LADAS I D, KARAGIANNIS D A, ROUVAS A A, et al. Safety of repeat intravitreal injections of bevacizumab versus ranibizumab: our experience after 2, 000 injections[J]. Retina, 2009, 29（3）: 313-318.

[16] BROUZAS D, KOUTSANDREA C, MOSCHOS M, et al. Massive choroidal hemorrhage after intravitreal administration of bevacizumab（Avastin）for AMD followed by contralateral sympathetic ophthalmia[J]. Clin Ophthalmol, 2009, 3: 457-459.

[17] KARAGIANNIS D A, MITROPOULOS P, LADAS I D. Large subretinal haemorrhage following change from intravitreal bevacizumab to ranibizumab[J]. Ophthalmologica, 2009, 223（4）: 279-282.

[18] MODARRES M, NASERIPOUR M, FALAVARJANI K G, et al. Intravitreal injection of 2.5 mg vs 1.25 mg bevacizumab（avastin）for treatment of CNV associated with AMD[J]. Retina, 2009, 29: 319-324.

[19] ERCALIK N Y, IMAMOGLU S, KUMRAL E T, et al. Influence of the epiretinal membrane on ranibizumab therapy outcomes in patients with diabetic macular edema[J]. Arquivos brasileiros de oftalmologia, 2016, 79: 373-375.

[20] LIM L S, CHEUNG C G, MITCHELL P, et al. Emerging evidence concerning systemic safety of anti-VEGF agents should ophthalmologists be concerned[J]. Am J Ophthalmol, 2011, 152: 329-331.

[21] FALAVARJANI K G, NGUYEN Q D. Adverse events and complications associated with intravitreal injection of anti-VEG F agents: a review of literature[J]. Eye, 2013, 27（7）: 787-794.

[22] AREVALO J F, MAIA M, FLYNN H W, et al. Tractional retinal detachment following intravitreal bevacizumab（Avastin）in patients with severe proliferative diabetic retinopathy[J]. Br J Ophthalmol, 2008, 92（2）: 213-216.

[23] ISHIKAWA K, HONDA S, TSUKAHARA Y, et al. Preferable use of intravitreal bevacizumab as a pretreatment of vitrectomy for severe proliferative diabetic retinopathy[J]. Eye（Lond）, 2009, 23: 108-111.

[24] RAMASUBRAMANIAN A, SHIELDS C L. Bevacizumab for Coats'disease with exudative retinal detachment and risk of vitreoretinal traction[J]. Br J Ophthalmol, 2012, 96: 356-359.

[25] YEH P T, YANG C M, LIN Y C, et al. Bevacizumab pretreatment in vitrectomy with silicone oil for severe diabetic retinopathy[J]. Retina, 2009, 29: 768-774.

[26] KUIPER E J, VAN NIEUWENHOVEN F A, DE SMET M D, et al. The angio-fibrotic switch of VEGF and CTGF in proliferative diabetic retinopathy[J]. PLoS One, 2008, 3: e2675.

[27] SCHWARTZ STEPHEN G, FLYNN HARRY W, SCOTT INGRID U. Intravitreal Corticosteroids in the Management of Diabetic Macular Edema[J]. Current Ophthalmology Reports, 2013, 1（3）: 144-149.

[28] GIORDANO G G, CHEVEZ-BARRIOS P, REFOJO M F, et al. Biodegradation and tissue reaction to intravitreous biodegradable poly（D, L-lactic-co-glycolic）acid microspheres[J]. Current eye research, 1995, 14: 761-768.

[29] LIU L, WU W C, YEUNG L, et al. Ghost cell glaucoma after intravitreal bevacizumab for postoperative vitreous hemorrhage following vitrectomy for proliferative diabetic retinopathy[J]. Ophthalmic Surg Lasers Imaging, 2010, 41（1）: 72-77.

[30] CHIANG A, CHANG L K, YU F, et al. Predictors of anti-VEGF-associated retinal pigment epithelial tear using FA and OCT analysis[J]. Retina, 2008, 28（9）: 1265-1269.

[31] EL-SABAGH H A, ABDELGHAFFAR W, LABIB A M, et al. Preoperative intravitreal bevacizumab use as an adjuvant to diabetic vitrectomy: histopathologic findings and clinical implications[J]. Ophthalmology, 2011, 118: 636-641.

[32] BATMAN C, OZDAMAR Y. The relation between bevacizumab injection and the formation of subretinal fibrosis in diabetic patients with panretinal photocoagulation[J]. Ophthalmic Surg Lasers Imaging, 2010, 41: 190-195.

[33] METE A, SAYGILI O, METE A, et al. Effects of intravitreal bevacizumab（Avastin）therapy on retrobulbar blood flow parameters in patients with neovascular age-related macular degeneration[J]. J Clin Ultrasound, 2010, 38（2）: 66-70.

[34] HONDA S, HIRABAYASHI H, TSUKAHARA Y, et al. Acute contraction of the proliferative membrane after an intravitreal injection of bevacizumab for advanced retinopathy of prematurity[J]. Graefes Arch Clin Exp Ophthalmol, 2008, 246: 1061-1063.

[35] WU W C, YEH P T, CHEN S N, et al. Effects and complications of bevacizumab use in patients with retinopathy of prematurity: a multicenter study in Taiwan[J]. Ophthalmology, 2011, 118: 176-183.

[36] HIGASHIDE T，MUROTANI E，SAITO Y，et al. Adverse events associated with intraocular injections of bevacizumab in eyes with neovascular glaucoma[J]. Graefes Arch Clin Exp Ophthalmol，2012，250（4）：603-610.

第二篇

眼内用药各论

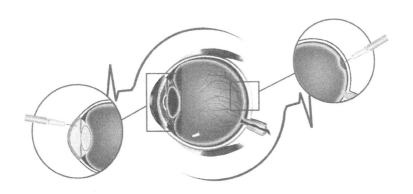

第七章
真菌性角膜炎的眼内用药

第一节 概述

临床常见的感染性角膜炎主要包括细菌性角膜炎、病毒性角膜炎与真菌性角膜炎。细菌性角膜炎治疗转归相对较好，主要原因有：①抗细菌药物种类较多，且不断更新，如三代、四代喹诺酮类滴眼液，均为广谱高效眼部抗细菌药；②不少抗细菌药物角膜穿透性好，通过点眼即可达到有效角膜内及前房抑菌浓度，因此只要治疗及时，多数角膜细菌感染可以通过常规或强化局部用药联合全身用药控制。

病毒性角膜炎种类较多，常见的单纯疱疹病毒性角膜炎上皮型、基质型、内皮型都可以通过局部点眼联合全身用抗病毒药物达到病灶部位有效药物浓度，从而控制感染。

临床治疗上最为棘手的是真菌性角膜炎。真菌性角膜炎是由不同类型真菌菌属直接感染角膜所致的角膜炎症，是目前全球范围最为严重的感染性角膜炎之一。真菌性角膜炎在不少地区高居感染性角膜病首位，1990—2020 年的流行病学研究显示，真菌在感染性角膜炎中的占比为 1.1% ～ 50.06%，中国为 33.18%，印度为 34.18%，温热带地区发病率较高。与多数发展中国家一样，我国的真菌性角膜炎多与植物性外伤相关，致病菌属主要为丝状真菌，尤以镰刀菌、曲霉菌为主。但近年来，随着抗生素、激素、角膜接触镜等使用增多，眼表微环境失衡导致的酵母菌感染也明显增加。

角膜真菌感染菌属主要为镰刀菌、曲霉菌、暗色丝孢霉、青霉菌及酵母菌等。

这些真菌一般通过角膜上皮缺损区进入角膜基质。进入角膜基质后，真菌菌丝本身在角膜组织中的生长侵袭及产生的多种蛋白酶和真菌毒素都会导致角膜组织坏死。真菌菌丝可侵袭至角膜深基质层，甚至穿透后弹力层进入前房和眼内。

不同真菌菌属在角膜内的生长方式不同。动物实验发现，茄病镰刀菌和黄绿青霉菌在角膜中以水平生长为主，烟曲霉菌和白念珠菌在角膜中以垂直生长为主。水平生长者更易形成菌丝苔被、伪足，浸润较浅；垂直生长者则易向深层穿透，甚至进入前房，表现为内皮斑和前房积脓。

临床上真菌性角膜炎治疗较为困难，致盲率较高。主要原因：①角膜致病真菌菌种繁多，对抗真菌药物敏感性不一，且耐药菌株在增加；②目前临床可选择的抗真菌药物种类有限，多数需要临时配制，影响疗效，且大多眼内穿透性差；③由于以上原因，角膜真菌感染后常规药物治疗（如点眼和全身用药）往往效果不佳，发展严重者常需行角膜移植才能控制感染、保存眼球；但由于角膜材料的稀缺性及患者经济能力等原因，相当一部分患者并不能及时进行角膜移植，导致眼内感染甚至眼球摘除。因此，探索更为高效、针对性强的药物治疗方案是治疗真菌性角膜炎亟须解决的问题。

第二节　治疗原则

一、常规首选抗真菌药物治疗，手术患者也应联合药物治疗

一般选用2种或2种以上的局部抗真菌药物。镰刀菌首选5%那他霉素滴眼液，曲霉菌及念珠菌首选0.15%～0.25%两性霉素B配制液，耐药曲霉菌首选1%伏立康唑配制液。伏立康唑可与上述两种药物联用，有协同效应。药物治疗一般应持续4～8周。较严重的患者全身应用氟康唑注射液或口服伊曲康唑，耐药曲霉菌可全身应用伏立康唑补充剂量。

禁用糖皮质激素点眼。注意应根据临床治疗效果和真菌培养药敏结果调整治疗方案。因曲霉菌菌丝在角膜中常呈垂直生长，对于证实为曲霉菌感染者，尤应密切观察，有向深层发展趋势者应积极行手术治疗。

二、药物治疗效果不佳或存在下述情况者应考虑手术治疗

（1）角膜板层切除术　有菌丝苔被存在者，可行角膜病灶板层切除术，有助于去除菌丝及坏死组织，提高药物渗透性，增强疗效。

（2）角膜胶原交联术　浅层（＜300 μm）角膜感染可考虑联合角膜胶原交联术，深基质感染、有内皮斑者效果常常不佳。

（3）基质或前房注药　角膜深基质感染、深基质脓肿或内皮脓肿等可考虑早期给予抗真菌药物基质或前房注射，因这些部位感染常规点药效果不佳。早在2001年，有研究报道使用抗真菌药物两性霉素B前房注射治疗严重真菌性角膜炎取得了良好效果。该研究及之后的研究就药物使用剂量及重复用药间隔等也进行了探索。其后，伏立康唑前房注射也用于治疗难治性真菌性角膜炎及眼内感染。给药方式上除前房注射外，联合角膜基质注药也显示出良好的治疗效果。

（4）角膜移植　严重病例上述治疗无效者可考虑角膜移植。对于术前检查无明显内皮斑、严重前房积脓者，术中剖切至深基质后其下组织干净、无浸润及内皮斑者，尽可能采用深板层角膜移植，尤其是大植片者，可明显降低术后排斥反应的发生风险。如感染累及全层则需行穿透性角膜移植甚至全角膜移植，术中用两性霉素B、伏立康唑或氟康唑液冲洗前房，清除房角、虹膜及晶状体表面脓苔，以减少感染复发风险，并行虹膜周边切除术，预防瞳孔阻滞性青光眼的发生。

（5）结膜瓣遮盖术　周边病灶可首选结膜瓣遮盖术。其他由于各种原因不能接受角膜移植者亦可考虑。病情控制且稳定后可二期行角膜移植术。

第三节　眼内用药治疗

一、适应证与禁忌证

1.适应证

角膜刮片、培养、共焦显微镜确诊真菌感染，符合以下情况之一者。

（1）常规抗真菌药物治疗无效。

（2）角膜溃疡累及≥1/2角膜厚度。

（3）角膜深基质浸润或脓肿。

（4）病变累及角膜内皮面，合并内皮斑或特征性前房积脓者。

（5）角膜深板层或内皮移植术后层间感染。

2. 禁忌证

（1）角膜穿孔或近穿孔。

（2）合并眼附属器化脓性感染。

（3）严重全身器质性疾病未控制稳定者。

二、药物选择

1. 两性霉素 B

两性霉素 B 是从链丝菌培养液中分离得到的多烯类抗生素。两性霉素 B 日光下易破坏失效，可溶于水（需用注射用水溶解），遇无机盐溶液则析出沉淀，故不可用生理盐水稀释。溶液在室温下不稳定，需放置于 4 ℃冰箱中保存，抗菌效价保持6 周。

两性霉素 B 的毒性较大，眼内通透性差，结膜下注射和滴眼难以在眼内获得有效药物浓度。目前，临床多采用其脂质体剂型，抗菌谱和抗菌作用与两性霉素 B 常规制剂相同，但减轻了两性霉素 B 的毒性，能明显提高药物在房水中的存留时间和生物利用度，注射部位炎症反应明显减轻。

本药用于临床治疗真菌性角膜炎，配制点眼浓度：两性霉素 B 一般为0.1%～0.3%，脂质体为 0.5%，1～2 小时滴眼 1 次。结膜下注射两性霉素 B 为每次0.1 mg，脂质体为每次 0.5 mg，每日或隔日 1 次。

角膜及眼内注射时使用注射用两性霉素 B 粉针剂或两性霉素 B 脂质体粉针剂，用灭菌注射用水或 5% 葡萄糖注射液稀释至药物浓度为 5 μg/0.1 mL 或 10 μg/0.1 mL，为前房内注射浓度剂量；也有报道对白内障术后切口及前房内真菌感染采用15 μg/0.1 mL 两性霉素 B 注射，效果良好。如为角膜基质内注射，则配制药物浓度剂量为（2～5）μg/0.1 mL。

2. 伏立康唑

伏立康唑是唑类抗真菌药物，对曲霉菌属（包括黄曲霉、烟曲霉、土曲霉、黑曲霉、构巢曲霉）、念珠菌属（包括白念珠菌、光滑念珠菌、克柔念珠菌）、足放线菌属（包括尖端足分枝菌、多育足分枝菌、镰刀菌）等有抗菌活性。对眼部分离真菌的药敏试验显示，伏立康唑对念珠菌属活性最强（MIC_{90} 为 0.016 mg/L），其次为曲霉菌属（MIC_{90} 为 0.5 mg/L）、镰刀菌属（MIC_{90} 为 2 mg/L）。体外敏感率分别为：伏立康唑 100%、酮康唑 82.4%、两性霉素 B 76.5%、伊曲康唑 67%、氟康唑 60%。

伏立康唑具有良好的眼内穿透性。细胞培养研究显示，250 μg/mL 的伏立康唑对人角膜内皮细胞、人眼小梁网细胞、人眼视网膜色素上皮细胞和视神经盘星形胶质细胞无毒性。动物实验显示，兔角膜基质内注射 50 μg/0.1 mL 剂量伏立康唑不会对角膜内皮细胞产生毒性，而 ≥ 100 μg/0.1 mL 则会造成内皮细胞损伤。

本药用于临床治疗眼部各种真菌感染。口服 100 ～ 200 mg，每日 1 次；0.5% ～ 1% 伏立康唑局部滴眼，治疗真菌性角膜炎，突击剂量 5 分钟给药 1 滴，连续给药 4 ～ 5 次后，改为 1 小时给药 1 次，维持剂量，根据情况可减少给药频次。

角膜及眼内注射时使用注射用伏立康唑粉针剂，用灭菌注射用水稀释。角膜基质内注射浓度为（10 ～ 50）μg/0.1 mL、前房注射浓度为 10 μg/0.1 mL、玻璃体腔注射浓度为 100 μg/0.1 mL。

三、用药方法——前房注药与角膜基质内注药

常规消毒铺巾，表面麻醉。

（1）用 15° 刀于未感染的透明角膜缘做侧切口。

（2）如有角膜内皮斑者，可用注吸针头吸取内皮斑送真菌培养，注意避免损伤周围角膜内皮面；无内皮斑者，于侧切口放出少量房水送真菌培养。

（3）将配制好的药物吸于 1 mL 注射器内，用 30 G 针头经侧切口注入前房 0.1 mL。

（4）检查切口水密，术毕。

（5）如联合基质注射，可将药物配制到所需要的浓度，吸于 1 mL 注射器内，用 30 G 针头注射药液到角膜基质。进针处为病灶周围相对健康的角膜基质，进针方向朝向病灶，进针深度为约 1/2 角膜的厚度。注射药物至基质出现明显角膜水肿。围绕

病灶环形进针注射，直至基质水肿发白区域相连，形成环形包绕病灶（图 7-1）。

（6）如合并存在菌丝苔被（图 7-2），在注药前应切除菌丝苔被以利于药物向角膜基质渗透，杀灭深层基质中的真菌。

（7）板层角膜移植或内皮移植术后层间感染，注射部位为前部角膜基质，注射后药物弥散至层间，早期可能出现层间积液及植片植床分离，积液一般在术后 1～3 天吸收。注意避免注射量过大，导致周边植片植床分离或内皮植片脱落。

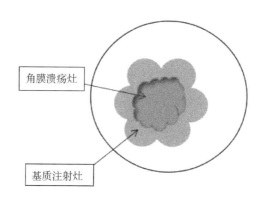

角膜溃疡灶

基质注射灶

图 7-1　角膜基质注药示意

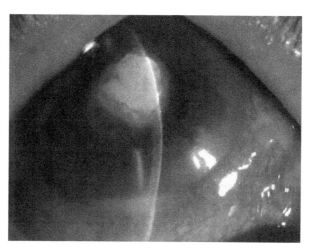

图 7-2　菌丝苔被

（角膜中央病灶呈灰白苔状，边缘隆起，与周围组织有沟状间隙）

第四节　后续治疗与疗效评估

一、后续治疗

（1）注射后 2 小时可开放点眼，继续用抗真菌药物等点眼治疗。

（2）根据病情需要，可重复进行前房注射，间隔时间最短可为 1～2 天，指征主要看角膜基质及内皮面病灶反应情况。一般注射后第 1 天前房反应可能有所加重，之后会减轻。如内皮面反应持续加重，可考虑重复注射。有文献报道一例真菌性角膜炎患者在 36 天内接受两性霉素 B 5 μg/0.1 mL 前房注射次数达 13 次，最终控制感染。

二、疗效评估

（1）注药后主要观察角膜基质浸润混浊是否局限、减轻，内皮斑是否变小、变淡，前房积脓是否减少，结膜充血是否减轻。上述体征及患者眼部疼痛减轻都可以作为病情减轻或得到控制的参考指标。

（2）激光共聚焦显微镜检查角膜中菌丝形态及密度也有助于判断治疗效果。治疗有效者表现为菌丝变短、断裂、形态不典型，以及菌丝密度明显降低。激光共聚焦显微镜检查具有无创、可重复等优点，可作为判断疗效及指导停药的有用工具。一般共聚焦显微镜检查角膜基质未见菌丝方可停用抗真菌药物。

三、并发症

（1）角膜穿孔　多由感染控制不佳、原发病继续发展所致。严重者可能导致眼球摘除。

（2）白内障　很可能由炎症或真菌感染波及眼内，导致并发性白内障，而非由药物注射本身所致。

（3）角膜内皮损伤　按目前使用药物浓度，尚无角膜内皮功能失代偿报道。

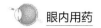

四、预后

70%～100%的患者经过前房内或角膜基质注药治疗可控制感染，形成角膜瘢痕。少数患者感染控制不佳，形成角膜穿孔甚至需行眼球摘除。

（曾庆延）

参考文献

[1] AHMADIKIA K，GHAREHBOLAGH S A，FALLAH B，et al. Distribution，Prevalence，and Causative Agents of Fungal Keratitis：A Systematic Review and Meta-Analysis（1990 to 2020）[J]. Frontiers in Cellular and Infection Microbiology，2021，11：698780.

[2] 曾庆延，董晓光，史伟云，等. 真菌孢子黏附和基质金属蛋白酶在角膜真菌感染中的作用 [J]. 中华眼科杂志，2004，40（11）：774-776.

[3] KAUSHIK S，RAM J，BRAR G S，et al. Intracameral amphotericin B：initial experience in severe keratomycosis[J]. Cornea，2001，20（7）：715-719.

[4] YILMAZ S，TURE M，MADEN A. Effificacy of Intracameral Amphotericin B Injection in the Management of Refractory Keratomycosis and Endophthalmitis[J]. Cornea，2007，26（4）：398-402.

[5] KURIAKOSE T，KOTHARI M，PAUL P，et al. Intracameral Amphotericin B Injection in the Management of Deep Keratomycosis[J]. Cornea，2002，21（7）：653-656.

[6] NADA W M，ASWAD M A A，EL-HA W. Combined intrastromal injection of amphotericin B and topical fluconazole in the treatment of resistant cases of keratomycosis：a retrospective study[J]. Clinical Ophthalmology，2017，11：871-874.

[7] SHAO Y，YU Y，PEI C G，et al. Therapeutic efficacy of intracameral amphotericin B injection for 60 patients with keratomycosis[J]. Int J Ophthalmol，2010，3（3）：257-260.

[8] KONAR P，JOSHI S，MANDHARE S J，et al. Intrastromal voriconazole：An adjuvant approach for recalcitrant mycotic keratitis[J]. Indian J Ophthalmol，2020，68：35-38.

[9] 陈祖基，张俊杰. 眼科临床药理学 [M]. 3 版. 北京：化学工业出版社，2021.

[10] MANIAM A，MIN L C，PHANG L K，et al. Postoperative Fungal Keratitis Managed by Anterior Chamber Washout and Intracameral Amphotericin-B：A Report of Two Cases[J]. Cureus，2021，

13（12）：e20769.

[11] PARK C H，LEE H S，CHUNG S K. Toxicity of Intrastromal Voriconazole Injection on Corneal Endothelium in Rabbits[J]. Cornea，2014，33（9）：928-934.

[12] FONTANA L，MORAMARCO A，MANDARÀ E，et al. Interface infectious keratitis after anterior and posterior lamellar keratoplasty. Clinical features and treatment strategies. A review[J]. Br J Ophthalmol，2019，103：307-314.

第八章
与白内障手术相关的眼内用药

第一节　概述

白内障是全球首位致盲性眼病，手术是治疗白内障的唯一方法。随着超声乳化白内障吸除术的普及和人工晶状体的应用，全球每年完成的白内障手术已超过3000万台，成为眼科领域的主要术式之一。白内障围手术期通常采用滴眼液预防感染及控制炎症反应等。但因老年人使用滴眼液的依从性及规范性不足，可能损伤到眼表或导致感染等，常效果不佳。

眼内用药作为治疗眼部疾病的方法，操作简便，并且可避开血－眼屏障，能在短时间内使前房或玻璃体腔迅速达到一定药物浓度，从而避免了使用滴眼液的相关并发症，并可减少长期使用滴眼液带来的经济负担。白内障手术相关的眼内用药的早期研究可以追溯到20世纪60年代末，当时是在白内障手术中注射糖皮质激素用于控制炎症。在接下来的几十年里，为了预防白内障术后眼内炎，术中前房注射抗生素在临床逐步被应用。

白内障手术相关的眼内用药包括前房注药和玻璃体腔注药，其中玻璃体腔注药通常是为了联合治疗眼底疾病，而前房注药则是为了控制白内障手术相关的炎症反应等，因此本章节主要针对白内障手术相关的前房注药展开讨论。

第二节 白内障手术相关前房注药的类型

白内障手术相关前房注药，包括术中用药和术毕用药。术中用药的药物包括局部麻醉药物、术中扩瞳或缩瞳药物；术毕用药的药物包括预防白内障术后眼内炎的抗生素、预防非感染性炎症的抗炎药物等。

1. 白内障术中前房内麻醉药物的使用

理想的手术麻醉应当无痛且无损伤，白内障手术采用局部滴眼液表面麻醉已经被广泛应用。然而因个体敏感性差异，部分患者术中仍感觉疼痛而需要追加麻醉。在欧美国家，越来越多的术者采用前房注射 1% 不含防腐剂的利多卡因麻醉，不仅可以增强局部麻醉效果，还可以维持瞳孔散大的效应，便于手术操作。而且，前房注射 0.5 mL 的 1% 利多卡因后，在血液中未检测出药物治疗浓度，因此不用担心前房注药引起的全身性并发症。Ezra 等对 8 项临床研究 1281 例患者进行 Meta 分析的结果显示，前房注射 1% 利多卡因后，术中患者疼痛感显著降低，且无术中不良反应及角膜毒性。

2. 白内障术中前房内扩瞳药物的使用

滴扩瞳药物是白内障手术维持瞳孔散大的最常用方法，如术前应用复方托品卡胺滴眼液。但是部分患者术中瞳孔仍未散大而需要追加扩瞳药物。前房内注射平衡盐溶液稀释的肾上腺素（1 mL 浓度为 1∶100 000）可以迅速散大瞳孔。Vazquez-Ferreiro 等对 14 篇研究进行 Meta 分析后显示，白内障术中前房注射稀释的苯肾上腺素可以安全有效地散大瞳孔。

3. 白内障术中前房内缩瞳药物的使用

卡巴胆碱为人工合成的拟胆碱药，能直接作用于瞳孔括约肌，即刻产生缩瞳效果，同时具有抗胆碱酯酶作用，能维持较长的缩瞳时间。白内障术中对于需要缩小瞳孔的病例，可于前房内注射浓度为 0.01%（0.1 mg/1 mL）的卡巴胆碱注射液，以快速缩小瞳孔。

4. 白内障术毕前房内注射抗炎药物的使用

白内障摘除人工晶体植入术后常发生葡萄膜炎反应，从而增加术后的并发症，特别是后发性白内障的发生率，影响术后视力的恢复。目前，临床上为了控制白内障患者的术后炎症反应，一般情况下是通过局部点滴或结膜下注射糖皮质激素类的给药方式，但由于角膜屏障及血–房水屏障的影响，部分患者难以达到控制效果。前房内注射糖皮质激素，如浓度为 0.5 mg /0.1 mL 的地塞米松注射液，可以直接抑制前房内炎症介质的合成和释放，能较好地抑制术后前房炎症反应，避免频繁使用局部激素滴眼液，解决了患者白内障术后用药依从性不佳的问题。近年来，不少研究显示白内障前房内注射地塞米松缓释剂，一次给药能维持 21 天药效。

5. 白内障术毕前房内注射抗生素预防感染

感染性眼内炎是白内障术后最严重的并发症，如果治疗不及时，患者的视功能将受到严重影响。我国大型眼科机构的白内障摘除手术后急性感染性眼内炎的发病率为 0.033%，而中小型眼科机构的发病率高达 0.11%。对于白内障术后感染性眼炎的防治措施包括术前、术中、术后的多种措施。而对于术中的预防措施，欧洲白内障与屈光手术协会的多中心研究显示，白内障术中前房内注射头孢呋辛钠可显著降低术后感染性眼内炎的发生率。近年来，白内障术中前房内注射抗生素预防眼内炎的措施也在国内逐步推广，《我国白内障摘除手术后感染性眼内炎防治专家共识（2017 年）》建议术毕前房内注射浓度为 10 g/L 的头孢呋辛钠 0.1 mL，以预防白内障摘除手术后发生眼内炎。当怀疑患者头孢菌素过敏时，可考虑注射浓度为 1 g/L 的莫西沙星 0.1 mL 或浓度为 5 g/L 的莫西沙星 0.05 mL，也可用浓度为 0.1 g/L 的万古霉素前房灌洗替代。在美国，莫西沙星是最常用作前房内注射预防白内障术后眼内炎的抗生素。

第三节　白内障手术前房注药的注意事项

1. 前房注药的操作技巧

白内障术中前房注药通常采用 25 G 冲洗针头，可以从侧切口或主切口注药。白内障术毕前房注药，建议在手术结束前、水密切口后，从侧切口注药，这样可获得相对准确的前房注药浓度，避免前房注药后再水密切口。因水密时的平衡盐溶液进入前房可能稀释前房药物的浓度。前房注药操作时，建议双手操作，一只手推注射器，另一只手握住针头，避免针头滑脱进入前房造成患者眼内结构的损伤。整个过程必须注意要无菌操作。

2. 白内障手术相关前房注药的并发症

首先，前房注药要排除患者相关药物过敏史；其次，要关注相关药物的不良反应。如前房注射地塞米松，可能诱发激素性青光眼，对于有开角型青光眼易感体质的患者或有青光眼家族史的患者，需慎重选择。此外也有报道显示，前房注射地塞米松缓释剂会导致部分患者的虹膜萎缩。另外，前房注射较高浓度的万古霉素（浓度为 10 g/L 的万古霉素 0.1 mL）时，有可能发生视网膜出血性梗阻性血管炎。

第四节 白内障手术前房注药的发展趋势

随着前房注药技术和药物类型的发展，未来将有更多的白内障围手术期所用的滴眼液被前房注药所代替，在欧美已经有研究者提出无滴眼液白内障手术的概念。今后的前房注射药物将朝药效更全面、持久且不良反应少的方向发展，如复方制剂和缓释制剂。目前，已有前房注射用的复方麻醉扩瞳制剂（1% 利多卡因 +0.02% 托吡卡胺 +0.31% 苯肾上腺素）正在进行三期临床研究，有望在未来成为白内障术中的常规麻醉用药。白内障术中前房注射用的地塞米松缓释制剂 Dexycu 于 2018 年通过了美国 FDA 认证，并于 2021 年 7 月在中国博鳌超级医院开始了注册研究。

（雷琼 王勇）

参考文献

[1] LIU Y C，WILKINS M，KIM T，et al. Cataracts[J]. Lancet，2017，390（10094）：600-612.

[2] GOWER E W，LINDSLEY K，TULENKO S E，et al. Perioperative antibiotics for prevention of acute endophthalmitis after cataract surgery[J]. Cochrane Database Syst Rev，2017，2（2）：CD006364.

[3] AN J A，KASNER O，SAMEK D A，et al. Evaluation of eyedrop administration by inexperienced patients after cataract surgery[J]. J Cataract Refract Surg，2014，40（11）：1857-1861.

[4] STURMAN R，LAVAL J，STURMAN M. Subconjunctival triamcinolone acetonide[J]. American

journal of ophthalmology, 1966, 61（1）: 155.

[5] WIRBELAUER C, IVEN H, BASTIAN C, et al. Systemic levels of lidocaine after intracameral injection during cataract surgery[J]. J Cataract Refract Surg, 1999, 25（5）: 648-651.

[6] EZRA D G, NAMBIAR A, ALLAN B D. Supplementary intracameral lidocaine for phacoemulsification under topical anesthesia. A meta-analysis of randomized controlled trials[J]. Ophthalmology, 2008, 115（3）: 455-487.

[7] VAZQUEZ-FERREIRO P, CARRERA-HUESO F J, BARREIRO-RODRIGUEZ L, et al. Sanjuan-Cerveró R. Effectiveness of Intracameral Phenylephrine in Achieving Mydriasis and Reducing Complications During Phacoemulsification: A Systematic Review and Meta-Analysis[J]. J Ocul Pharmacol Ther, 2017, 33（10）: 735-742.

[8] SOLOMON K D, STEWART W C, HUNT H H, et al. Intraoperative intracameral carbachol in phacoemulsification and posterior chamber lens implantation[J]. Am J Ophthalmol, 1998, 125（1）: 36-43.

[9] GRZYBOWSKI A, BROCKMANN T, KANCLERZ P, et al. Dexamethasone Intraocular Suspension: A Long-Acting Therapeutic for Treating Inflammation Associated with Cataract Surgery[J]. J Ocul Pharmacol Ther, 2019, 35（10）: 525-534.

[10] YAO K, ZHU Y, ZHU Z, et al. The incidence of postoperative endophthalmitis after cataract surgery in China: a multicenter investigation of 2006-2011[J]. Br J Ophthalmol, 2013, 97（10）: 1312-1317.

[11] ZHU Y, CHEN X, CHEN P, et al. The occurrence rate of acute-onset postoperative endophthalmitis after cataract surgery in Chinese small- and medium-scale departments of ophthalmology[J]. Sci Rep, 2017, 7: 40776.

[12] Endophthalmitis Study Group, European Society of Cataract & Refractive Surgeons. Prophylaxis of postoperative endophthalmitis following cataract surgery: results of the ESCRS multicenter study and identification of risk factors[J]. J Cataract Refract Surg, 2007, 33（6）: 978-988.

[13] 中华医学会眼科学分会白内障及人工晶状体学组. 我国白内障摘除手术后感染性眼内炎防治专家共识（2017年）[J]. 中华眼科杂志, 2017, 53（11）: 810-813.

[14] BRAGA-MELE R, CHANG D F, HENDERSON B A, et al. Intracameral antibiotics: safety,

efficacy，and preparation[J]. J Cataract Refract Surg，2014，40（12）：2134-2142.

[15] MATSUURA K，MIYOSHI T，SUTO C，et al. Efficacy and safety of prophylactic intracameral moxifloxacin injection in Japan[J]. J Cataract Refract Surg，2013，39（11）：1702-1706.

[16] BERGMAN Z，THOMPSON R，MALOUF A，et al. Iris Atrophy After Administration of Intracameral Dexycu in Routine Cataract Surgery：A Case Series[J]. Eye Contact Lens，2022，48（4）：185-187.

[17] WITKIN A J，CHANG D F，JUMPER J M，et al. Vancomycin-Associated hemorrhagic occlusive retinal vasculitis：clinical characteristics of 36 eyes[J]. Ophthalmology，2017，124（5）：583-595.

[18] LINDSTROM R L，GALLOWAY M S，GRZYBOWSKI A，et al. Dropless Cataract Surgery：An Overview[J]. Curr Pharm Des，2017，23（4）：558-564.

[19] DEEKS E D. Tropicamide/Phenylephrine/Lidocaine Intracameral Injection：A Review in Cataract Surgery[J]. Clin Drug Investig，2019，39（11）：1133-1139.

[20] DONNENFELD E，HOLLAND E. Dexamethasone Intracameral Drug-Delivery Suspension for Inflammation Associated with Cataract Surgery：A Randomized，Placebo-Controlled，Phase Ⅲ Trial[J]. Ophthalmology，2018，125（6）：799-806.

第九章
新生血管性年龄相关性黄斑变性的眼内用药

第一节 概述

年龄相关性黄斑变性（age-related macular degeneration，AMD）又称老年性黄斑变性，是一种退行性的黄斑部疾病，也是导致老年人视力严重减退甚至致盲的眼病之一。2020 年，在全球 3360 万 50 岁以上失明者中，因 AMD 失明的占 5.4%（180 万），是全球第四大失明原因。随着人口老龄化加剧，AMD 的发病率逐渐上升，中国发达城市的 AMD 发病率高达 15.5%。据估计，到 2040 年，全球将有 2.88 亿人受到 AMD 的影响。

AMD 主要由视网膜色素上皮细胞和光感受器退行性变引起，形成黄斑部变性，可以出现不可逆性中心视力下降或丧失。以是否有脉络膜新生血管作为判断标准，AMD 可分为非新生血管性（干性）AMD 和新生血管性（湿性）AMD（nAMD），新生血管性 AMD 又称为渗出性 AMD。

第二节 nAMD 的临床特征与检查

一、临床特征

黄斑部出现脉络膜新生血管（choroidal neovascularization，CNV）是新生血管性 AMD 的重要病理特征。CNV 可以局限在 RPE 的下方，称为 I 型 CNV；也可以突破

RPE 进入视网膜神经上皮层下，形成Ⅱ型 CNV；另外，起源于视网膜中间层的新生血管，向视网膜色素上皮生长，过去称为视网膜血管瘤样增生（retinal angiomatous proliferation，RAP），现按照美国眼科学会（American Academy of Ophthalmology，AAO）2020 年发布的《新生血管性黄斑变性共识命名法》称为 3 型 MNV。CNV 包括经典为主型（对应 2 型 MNV 为主）、隐匿型（对应 1 型 MNV）、微小经典型（对应 1+2 型 MNV）等。

当 CNV 形成时，临床可见黄斑区 CNV 引起的出血、视网膜内或视网膜下液、渗出性或出血性神经上皮/色素上皮脱离（pigment epithelium detachment，PED）等病变，最终形成纤维血管性盘状瘢痕。

二、检查

1. 眼底光学相干断层扫描（optical coherence tomography，OCT）

在 OCT 检查中，nAMD 的特征是：Ⅰ型 CNV 表现为 RPE 下的不规则高反射或混合反射；Ⅱ型 CNV 则表现为 RPE 上方的视网膜下高反射信号；3 型 MNV 就是 RAP，表现为视网膜内核层或外丛状层的高反射信号。OCT 是检测 nAMD 活动性渗出的金标准，视网膜内囊样低反射和（或）视网膜下低反射提示活动性渗出。OCT 也可以显示外层视网膜及 RPE 层的损害。OCT 还可以量化评估中央视网膜厚度（central retinal thickness，CRT）、评估和随访患者对抗血管内皮生成因子（vascular endothelial growth faetor，VEGF）治疗的反应。

2. 眼底荧光血管造影（fundus fluorescein angiography，FFA）和吲哚菁绿血管造影（indocyanine green angiography，ICGA）

FFA 和 ICGA 可以通过造影剂的渗漏（强荧光）来识别 CNV，确定 CNV 的范围、大小、位置和分型，也可以发现在治疗后持续存在或复发的 CNV。

在 FFA 检查中，经典型 CNV 的特点是在早期即出现边界清楚的强荧光点或花边状的强荧光，造影后期病灶荧光渗漏增强、边界模糊。经典型 CNV 意味着 CNV 已经突破 RPE，进入视网膜下。经典成分 ≥ 50% 的病变区域即为"经典为主型"；经典成分占 CNV 病变区域不足 50% 的，即为"微小经典型"；看不到经典成分的则为"隐匿型"。隐匿型 CNV 包括了两种 FFA 表现：纤维血管性色素上皮脱离和起源不明的晚期渗漏。FFA 容易受到出血和 RPE 脱离的影响，对于小的或较深一层的 CNV（隐匿型 CNV）诊断有一定困难。

ICGA 不受 RPE 病变、积液、出血的影响，可以提高 CNV 的检出率和准确性，显示新生血管膜的染色，以及 CNV 的实际轮廓、血流状态，还可用于评价某些特殊类型的 CNV，如纤维血管形成性 PED、边界不清的脉络膜新生血管、视网膜血管瘤样增生和用于鉴别息肉样脉络膜血管病变（polypoidal choroidal vasculopathy，PCV）与 nAMD。

3. 眼底光学相干断层血管成像（optical coherence tomography angiography，OCTA）

OCTA 能更好地展示不同层次的视网膜和脉络膜血管，与 FFA 相比，无"渗漏"的 OCTA 能够清晰显示 CNV 的形态，并将 CNV 与无血流信号的其他组织和出血区分开来。Ⅰ型 CNV 在 OCTA 表现为 RPE 和 Bruch 膜之间的新生血管复合体；Ⅱ型 CNV 则表现为视网膜下的异常反射伴有血流信号；RAP 则表现为视网膜内异常的血流信号。OCTA 还可以通过测量 CNV 的面积对其进行定量分析。

在对 nAMD 患者的治疗过程中，记录下眼部检查的影像资料，对正确诊断 CNV 的分型及治疗随访都是非常重要的。

第三节　nAMD 的发病机制

AMD 主要累及视网膜光感受器、视网膜色素上皮、Bruch 膜或黄斑区域的脉络膜。目前，AMD 的发病机制尚未完全清楚，许多危险因素与 AMD 相关，其中的主要因素是年龄。

nAMD 的发生机制主要集中在血管的生成和抑制失调。①由于 RPE 细胞、视网膜光感受器和 Bruch 膜的应激或损伤，以及相关的炎症及免疫反应，促进多种生长因子过度表达，驱动 CNV 的形成。其中 VEGF 发挥了主要的作用。②脉络膜血管系统的退行性变是促进病理性血管生成的另一个可能的因素。脉络膜毛细血管和 Sattler 层的血管减少和（或）血流灌注的减低，可引起 VEGF 分泌增多，导致 CNV 的形成。

VEGF 是 nAMD 新生血管生成和渗漏的重要调节因子，它能特异地作用于血管

内皮细胞，促使血管内皮细胞增殖，因此抗 VEGF 是治疗 nAMD 的中心环节。在
VEGF 家族中，有 A ～ F 六个成员，其中 VEGF-A 是 nAMD 形成的关键因子。临床
观察表明，玻璃体腔注射抗 VEGF-A 药物，能抑制 CNV 的生成，减少血管渗漏，显
著改善 nAMD 患者的预后。

第四节　nAMD 的治疗原则与眼内用药时机

一、治疗原则

VEGF 是导致脉络膜新生血管生长的关键致病因子。抗 VEGF 药物的玻璃体腔注
射已经成为 nAMD 的一线治疗和标准治疗方法。目前，国内用于 nAMD 的抗 VEGF
药物有三种：雷珠单抗、阿柏西普和康柏西普。

许多研究发现，新发生的不成熟 CNV 病灶含有密集的分支血管网，对抗 VEGF
药物的应答较好，而粗大的血管对抗 VEGF 药物的应答较差。

二、治疗时机

临床试验表明，初始视力较好的患者进行治疗可能会获得较好的疗效，说明治
疗应在视网膜发生不可逆损害之前进行，因此早期诊断非常重要。

AAO 的 AMD 指南（2019 版）和中国 AMD 临床诊疗路径（2013）均指出，中
心凹下和中心凹旁各种类型的 CNV 都可使用玻璃体腔注射抗 VEGF 药物作为一线
治疗。

英国国家卫生与临床优化研究所（National Institute for Health and Care Excellence，
NICE）2018 年发布的《年龄相关性黄斑变性的诊断和处理》提出，满足以下情况的
nAMD 患者可考虑使用雷珠单抗治疗：最佳矫正视力为 6/12 ～ 6/96、黄斑中心凹没
有永久性的结构性损伤、病变≤ 1 ～ 2 个视盘直径、近期有证据表明疾病可能发生进
展（如荧光血管造影显示新生血管生长或近期视力发生变化）。

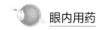

三、治疗方案

目前，抗 VEGF 药物玻璃体腔注射是治疗 nAMD 的一线治疗方案。各种抗 VEGF 药物治疗对 nAMD 都有效，但治疗方案略有不同。

nAMD 治疗的目标是改善视力，减少视网膜内或视网膜下液，抑制新生血管的活动性，降低视网膜出血的风险。第 1 年的治疗目标是改善视力及恢复解剖学结构，第 2 年及以后的治疗目标是维持或提高第 1 年的疗效，同时尽可能减少治疗和随访负担。

抗 VEGF 药物玻璃体腔注射的治疗方案目前主要有以下 3 种。

1. 固定治疗方案

固定治疗方案是一种主动治疗方案。其是给予患者定期玻璃体腔注药治疗（如每月 1 次），并不依赖最佳矫正视力（best corrected visual acuity，BCVA）和（或）解剖学治疗效果。

雷珠单抗在 MARINA 和 ANCHOR 两项Ⅲ期临床试验中采用每月 1 次给药、连续 24 个月的固定给药方案，纳入了经典为主型、微小经典型及隐匿型 CNV 患者；在另外一项 PIER 研究中采用前 3 个月连续每月注射 1 次（负荷剂量治疗）后，改为每 3 个月注射 1 次的每季度给药方案。结果是每月 1 次连续注药可以维持较好的治疗效果，而每季度给药治疗效果不确切。MARINA 研究和 ANCHOR 研究发现，眼内注射抗 VEGF 药物后约 95% 的患者视力稳定，且至少有 1/3 的患者视力显著改善；0.5 mg 雷珠单抗注射组的视力收益稍大于 0.3 mg 组；最初 3 个月 BCVA 改善最显著，是关键窗口，经典为主型的 CNV 基线视力低，有更高的上升空间；而 24 个月雷珠单抗组视力变化显著优于光动力治疗（photodynamic therapy，PDT）组。

阿柏西普在Ⅲ期临床试验 VIEW 中采用的是每月给药 1 次的连续给药，以及前 3 个月连续每月注射 1 次后改为 2 个月给药 1 次的治疗方案，与雷珠单抗每月 1 次给药方案进行比较，患者 CRT 等相关指标与雷珠单抗组接近，出现不良反应情况相似。有研究表明，多靶点的抗 VEGF 药物比单靶点的抗 VEGF 药物效果更显著。VIEW 研究指出，每月注射阿柏西普较雷珠单抗对视力提高效果更明显。

康柏西普治疗 nAMD 的Ⅱ期临床试验 AURORA 中每月给药 1 次，连续给药 12

个月；在Ⅲ期临床试验 PHOENIX 中，前 3 个月每月 1 次玻璃体腔注射，然后每季度 1 次直到第 12 个月，临床效果明确。

从上述研究结果可见，固定每月治疗方案不仅可以维持患者现有视力，还可以获得更好的视力受益，但相对于后面两种治疗方案，固定给药方案注射次数较多，随访次数也较多。

2.按需治疗方案

按需治疗方案也被称为 PRN（Pro re nata，PRN）方案。其是先给予患者负荷剂量治疗针数的玻璃体腔注药，再按照 BCVA 和（或）解剖学标准定期检测与治疗，按需给药。当有重复注药的指征时，给予重复玻璃体腔注射治疗。按需给药方案有助于减轻每月给药的负担。

目前国内外均较为公认的方案是 3+PRN 方案，即起始治疗时每月注射 1 次，连续注射 3 次。而后根据复查时视力、眼底病灶的变化情况决定是否继续注射治疗（PRN）。其中起始的 3 个月连续注射对于病情的控制尤为重要，后续根据重复治疗标准决定是否继续注射。通过 OCT 检测 CNV、中央视网膜厚度（central retinal thickness，CRT）、黄斑出血和积液情况。OCT 作为注药指标，决定是否再次注射治疗。PRN 方案是一种被动治疗方案，对患者依从性要求高，需要每月随访 1 次。

雷珠单抗玻璃体腔注射为 0.5 mg/0.05 mL；阿柏西普玻璃体腔注射为 2 mg/0.05 mL；康柏西普玻璃体腔内注射为 0.5 mg/0.05 mL；治疗方案为每月注射 1 次，连续 3 次，随后每月随访，必要时重复注射，按需给药，直至病情稳定到无重复注射指征。

《中国老年性黄斑变性临床诊断治疗路径（2013）》中的 3+PRN 治疗方案：初始负荷剂量注射治疗后即开始随访，首次注射后 4 周开始第 1 次随访，第一年每月随访 1 次，之后根据临床检查结果决定随访时间。病变不稳定的需要进行抗 VEGF 再治疗（按需治疗）；病变稳定、无再治疗指征的继续随访（图 9-1）。

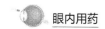

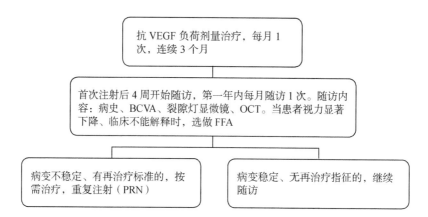

图 9-1 《中国老年性黄斑变性临床诊断治疗路径（2013）》中的 3+PRN 治疗方案

PrONTO 研究第二年修订的再治疗标准为：与前次随访结果比较符合以下任意一项。

（1）视力下降≥美国"糖尿病视网膜病变早期治疗研究"（the Early Treatment of Diabetic Retinopathy Study，ETDRS）标准中的 5 个字母，同时 OCT 显示黄斑积液。

（2）OCT 在 6 个方向扫描中任何一条显示有 CRT 增加＞100 μm。

（3）黄斑有新的出血。

（4）有经典 CNV 新病灶。

（5）OCT 显示在上个月注射后有持续不退的积液。

（6）OCT 检查发现的任何变化（包括视网膜囊样水肿、视网膜下液、PED 增大）提示黄斑积液复发。

CATT 研究则规定 OCT 上出现的任何积液都被视为常规重复治疗的标准。

中国老年性黄斑变性的临床诊断治疗路径关于再治疗的标准如下。

（1）活动性病变有改善但仍持续存在。

（2）病变改善，但又重新出现活动性病灶。

（3）对于浆液性 PED 治疗前后无变化的可以考虑暂时终止治疗。

（4）无应答的病变可以考虑其他治疗。

其中，活动性病灶是指 FFA 检查有新的 CNV 病灶、新的黄斑出血、OCT 显示视网膜内或下有积液、视网膜增厚、与病灶相关的视力下降、PED 范围增大。

需要注意的是，PRN 方案需要密切的随访和执行严格的再治疗标准才能达到和每月注射方案相似的效果，而再治疗标准需要每月 1 次的密切随访。

3. 治疗与延长方案

治疗与延长（treat and extend，T&E）方案，是指起始采用负荷剂量治疗直至患者病情稳定，逐渐延长治疗间隔直至液体渗漏复发或出现视力下降，即确定"最长的无渗漏间隔"，如果 BCVA 和（或）解剖学结果恶化则增加治疗频率。

T&E 方案也是一种主动治疗方案，包括每月注射 1 次，连续 3 次的负荷剂量治疗，和后续逐渐延长治疗间隔，直到找到维持疗效的最佳治疗间隔；若病灶出现活动性表现，间隔时间可以相应缩短。采用 T&E 方案治疗 nAMD 是一种主动治疗，疗效确切，可减少患者玻璃体腔注射和随访的次数，减轻患者经济负担。

"采用治疗 – 延长方案进行阿柏西普玻璃体腔注射治疗新生血管性年龄相关性黄斑变性的中国共识（2021）"提出了推荐的 T&E 诊疗路径（图 9-2）。

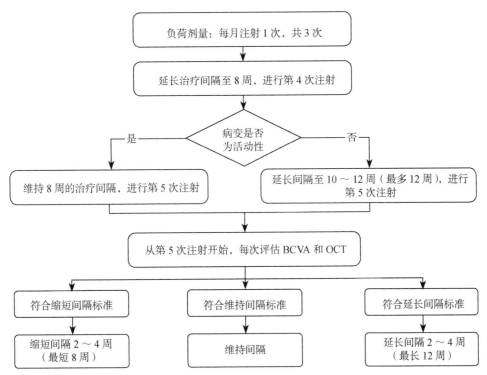

图 9-2　采用治疗 – 延长方案进行阿柏西普玻璃体腔注射治疗新生血管性年龄相关性黄斑变性的中国共识（2021）

起始阶段的治疗为 3 次负荷注射治疗，每 4 周注射 1 次，治疗完成后延长至每 8 周注射 1 次，直至符合延长治疗标准。延长治疗阶段每次随访时都应评估 BCVA 和 OCT 影像。

延长阶段的目的是最大限度地控制疾病的活动性和稳定视力，以及尽可能减轻疾病治疗的负担。首次延长间隔应不超过 12 周，目前有延长 2 周及延长 4 周两种方案，无法确定哪种治疗方案更好。上述中国共识推荐多数患者采用延长 2 周的方案，对于反应特别好、起始阶段无视网膜积液的患者可延长 4 周。

当随访时患者没有新发 CNV、出血和视网膜积液，没有明显视力下降，则可延长间隔时间。延长间隔时间的标准如下。

（1）视力下降少于 5 个字母（或 1 行）。

（2）最薄黄斑区视网膜厚度增加幅度 < 50 μm。

（3）OCT 检查没有新出现或增加的积液，或虽存在持续性积液，但在 3 次连续随访中保持稳定，且积液被认为是由长期的解剖学变化造成或与纤维化有关，同时排除活跃期 CNV。

（4）没有新出现的新生血管。

（5）没有新出现的黄斑出血。

要注意的是，需同时满足上述所有条件，才能进入延长阶段治疗。

当随访时出现新发的 CNV、出血和视网膜积液，患眼出现与 OCT 提示的活动性相关的视力下降时，需要缩短治疗间隔。采用缩短间隔方案，视病情而定，第一年最短间隔不短于 8 周。最短间隔是一个临时措施，以后需根据随访情况延长间隔。缩短时间间隔的标准仅需满足以下任意一种情况。

（1）视力下降至少 5 个字母（或 1 行）。

（2）复发性积液或持续性积液伴视力下降。

（3）出现新的新生血管。

（4）出现新的黄斑出血。

（5）延长间隔后，无法保持疾病稳定。

当随访时患者视力稳定，OCT 提示稳定或积液不断减少时，则维持治疗间隔。维持间隔时间的标准需同时满足以下条件。

（1）视力下降少于 5 个字母（或 1 行）。

（2）OCT 影像没有新出现的视网膜积液，或积液量小于上次随访的结果。

（3）没有新出现的新生血管。

（4）没有新出现的黄斑出血。

暂停标准：至少每 12 周治疗 1 次，且达到至少 12 个月病灶处于非活动期的患者可以考虑暂停治疗。但 nAMD 作为一种无法根治的慢性进展性疾病，仍需至少每季度 1 次的密切监测，一旦复发应立即恢复治疗。

T&E 方案的特点是每次随访无论患者视力和解剖情况如何均需注射，根据随访结果调整注射间隔。T&E 方案与 PRN 方案比较，具有注射计划可预测、注射间隔期内无须随访的特点。与 PRN 方案每月 1 次的固定随访相比，T&E 方案有更少的随访次数。但是 T&E 方案的实施过程需要学习，有一定难度。

一项 3+PRN 与 3+T&E 的对比研究显示，T&E 组在视力提高的程度及注药次数方面均高于 PRN 组，有统计学差异；而 CRT 的变化没有差异；相关性分析显示 T&E 组视力提高更多，可能和更多的注药次数有关。

四、临床疗效的评估

临床疗效的评估包括视功能指标的评估及视网膜形态学指标的评估。

1. 视功能指标的评估

对于 nAMD，建议采用根据 ETDRS 研究视力表评估的"最佳矫正视力较基线改善的平均字母数变化"作为疗效评估。ETDRS 视力表没有视觉拥挤现象，能更准确地测量治疗前后的变化，目前被认为是国际临床研究成人视力的金标准。通常"最佳矫正视力较基线改善 15 个字母"被认为是具有显著临床意义的改善。

2. 视网膜形态学指标的评估

根据 OCT 评估以下指标：CRT 相对于基线的变化，脉络膜新生血管面积相对于基线的变化，视网膜内、视网膜下液的改变和消退。其中 CRT 是指从内界膜到 RPE 和 Bruch 膜之间的距离，不包括 RPE 下液。

根据 FFA 可以评估荧光渗漏的消退，以及渗漏面积的变化、总损伤面积的变化等，从而评估 CNV 病灶的变化和是否出现新的活动性病变。

AAO 于 2020 年发布的《年龄相关性黄斑变性临床指南》指出，联合应用 OCTA en face 模式和 cross section 模式，对于 CNV 检测的敏感度和特异性接近于 OCT 与金标准 FFA 联合诊断的效果。

纤维血管性 PED 是雷珠单抗应答不佳的预测因子，阿柏西普对合并纤维血管性 PED 的 nAMD 患者视力及 PED 改善优于雷珠单抗，既往单抗类抗 VEGF 治疗无效的合并 PED 的 nAMD 患者，换用阿柏西普仍然有效。

NICE 于 2018 年发布的《年龄相关性黄斑变性的诊断和处理》提出停药的时机，有以下情况之一者可考虑停止抗 VEGF 的治疗：疾病表现稳定，可考虑观察而不给予抗 VEGF 治疗，同时要进行相关的检查及自我监测；抗 VEGF 治疗时患眼出现了严重、逐渐的视力丧失，可考虑停药；如果发展为晚期 AMD（湿性非活动期）而没有功能改善的前景，则停止抗 VEGF 治疗。

第五节 眼内用药的后续治疗

一、视网膜光凝治疗 CNV

当 CNV 的治疗进入抗 VEGF 时代，光凝治疗已经很少被使用，但中国指南建议：对于中心凹外 200 μm、边界清晰的 CNV，仍可以考虑光凝治疗。光凝治疗有可能会使患者出现视力下降或永久性的暗点，因此不建议作为中心凹外 CNV 的一线治疗方法。

二、光动力治疗

光动力治疗（photodynamic therapy，PDT）使用光敏剂静脉注射，联合激光激发光敏剂，选择性地治疗 CNV 病变区域而不伤及临近的正常组织。目前，由于国内 PDT 药物已无法获得，PDT 治疗已经不能作为一个治疗选择。

三、视网膜手术

最初视网膜下 CNV 取出术虽然切除了 CNV，但因为 RPE 的缺失，仍不能提高患者视力。黄斑转位术虽然能带来 39.5% 病例的 2 行以上的视力改善，但 CNV 复发率高，并发症发生率也高。黄斑下出血易位术通过玻璃体腔内注射组织纤溶酶原激活剂和膨胀气体，可以使血块从黄斑下移开，从而改善视力。自体 RPE 移植手术治疗也正在视网膜外科医师的探索中。

（陈娟）

参考文献

[1] 中华医学会眼科学分会眼底病学组. 中国老年性黄斑变性临床诊断治疗路径 [J]. 中华眼底病杂志，2013，29（4）：343-355.

[2] QI H J，LI X X，ZHANG J Y，et al. Efficacy and safety of ranibizumab for wet age-related macular degeneration in Chinese patients[J]. International journal of ophthalmology，2017，10（1）：91-97.

[3] WONG W L，SU X，LI X，et al. Global prevalence of age-related macular degeneration and disease burden projection for 2020 and 2040：a systematic review and meta-analysis[J]. The Lancet Global health，2014，2（2）：e106-e116.

[4] SPAIDE R F，JAFFE G J，SARRAF D，et al. Consensus Nomenclature for Reporting Neovascular Age-Related Macular Degeneration Data：Consensus on Neovascular Age-Related Macular Degeneration Nomenclature Study Group[J]. Ophthalmology，2020，127（5）：616-636.

[5] FREUND K B，ZWEIFEL S A，ENGELBERT M. Do we need a new classification for choroidal neovascularization in age-related macular degeneration？ [J].Retina，2010，30（9）：1333-1349.

[6] PARMEGGIANI F，SORRENTINO F S，ROMANO M R，et al. Mechanism of inflammation in age-related macular degeneration：an up-to-date on genetic landmarks[J]. Mediators of inflammation，2013，2013：435607.

[7] STAELS W，HEREMANS Y，HEIMBERG H，et al. VEGF-A and blood vessels：a beta cell perspective[J]. Diabetologia，2019，62（11）：1961-1968.

[8] BHUTTO I，LUTTY G. Understanding age-related macular degeneration（AMD）：relationships between the photoreceptor/retinal pigment epithelium/Bruch's membrane/choriocapillaris complex[J].

Molecular aspects of medicine，2012，33（4）：295-317.

[9] TAKEUCHI J，KATAOKA K，ITO Y，et al. Optical Coherence Tomography Angiography to Quantify Choroidal Neovascularization in Response to Aflibercept. Ophthalmologica, 2018, 240(2): 90-98.

[10] FLAXEL C J，ADELMAN R A，BAILEY S T，et al. Age-Related Macular Degeneration Preferred Practice Pattern®. Ophthalmology，2020，127（1）：P1-P65.

[11] ROSENFELD P J，BROWN D M，HEIER J S，et al. Ranibizumab for neovascular age-related macular degeneration[J]. The New England journal of medicine，2006，355（14）：1419-1431.

[12] BROWN D M，KAISER P K，MICHELS M，et al. Ranibizumab versus verteporfin for neovascular age-related macular degeneration[J]. The New England journal of medicine，2006，355（14）：1432-1444.

[13] ABRAHAM P，YUE H，WILSON L. Randomized，double-masked，sham-controlled trial of ranibizumab for neovascular age-related macular degeneration：PIER study year 2[J]. American journal of ophthalmology，2010，150（3）：315-324. e1.

[14] HEIER J S，BROWN D M，CHONG V，et al. Intravitreal aflibercept（VEGF trap-eye）in wet age-related macular degeneration[J]. Ophthalmology，2012，119（12）：2537-2548.

[15] SCHMIDT-ERFURTH U，KAISER P K，KOROBELNIK J F，et al. Intravitreal aflibercept injection for neovascular age-related macular degeneration：ninety-six-week results of the VIEW studies[J]. Ophthalmology，2014，121（1）：193-201.

[16] LI X，LUO H，ZUO C，et al. Conbercept in patients with treatment-naive neovascular age-related macular degeneration in real-life setting in china[J]. Retina，2019，39（7）：1353-1360.

[17] LIU K，SONG Y，XU G，et al. Conbercept for Treatment of Neovascular Age-related Macular Degeneration：Results of the Randomized Phase 3 PHOENIX Study[J]. American journal of ophthalmology，2019，197：156-167.

[18] LALWANI G A，ROSENFELD P J，FUNG A E，et al. A variable-dosing regimen with intravitreal ranibizumab for neovascular age-related macular degeneration：year 2 of the PrONTO Study[J]. American journal of ophthalmology，2009，148（1）：43-58. e41.

[19] MARTIN D F，MAGUIRE M G，YING G S，et al. Ranibizumab and bevacizumab for neovascular

age-related macular degeneration[J]. The New England journal of medicine, 2011, 364（20）: 1897-1908.

[20] KOH A, LANZETTA P, LEE W K, et al. Recommended Guidelines for Use of Intravitreal Aflibercept With a Treat-and-Extend Regimen for the Management of Neovascular Age-Related Macular Degeneration in the Asia-Pacific Region: Report From a Consensus Panel[J]. Asia-Pacific journal of ophthalmology, 2017, 6（3）: 296-302.

[21] ENGELBERT M, ZWEIFEL S A, FREUND K B. "Treat and extend" dosing of intravitreal antivascular endothelial growth factor therapy for type 3 neovascularization/retinal angiomatous proliferation[J]. Retina, 2009, 29（10）: 1424-1431.

[22] 阿柏西普玻璃体腔注射治疗新生血管性年龄相关性黄斑变性的治疗—延长方案中国共识专家组．采用治疗—延长方案进行阿柏西普玻璃体腔注射治疗新生血管性年龄相关性黄斑变性专家共识（2021 版）[J]. 中华实验眼科杂志, 2021（7）: 577-584.

[23] CHIN-YEE D, ECK T, FOWLER S, et al. A systematic review of as needed versus treat and extend ranibizumab or bevacizumab treatment regimens for neovascular age-related macular degeneration[J]. The British journal of ophthalmology, 2016, 100（7）: 914-917.

[24] ROUVAS A, CHATZIRALLI I, ANDROU A, et al. Ranibizumab versus aflibercept for the treatment of vascularized pigment epithelium detachment due to age-related macular degeneration[J]. International ophthalmology, 2019, 39（2）: 431-440.

[25] BROADHEAD G K, HONG T, ZHU M, et al. Response of pigment epithelial detachments to intravitreal aflibercept among patients with treatment-resistant neovascular age-related macular degeneration[J]. Retina, 2015, 35（5）: 975-981.

[26] D'AMICO D J, FRIBERG T R. Limited inferior macular translocation for the treatment of subfoveal choroidal neovascularization secondary to age-related macular degeneration[J]. American journal of ophthalmology, 2001, 132（2）: 289-290.

第十章
息肉样脉络膜血管病变的眼内用药

第一节　概述

息肉样脉络膜血管病变（polypoidal choroidal vasculopathy，PCV）由 Yannuzzi 等在 1990 年首次提出，是以脉络膜异常分支血管网（branching vascular network，BVN）和血管网末端膨出的息肉样病变（polyp）为形态学特征的一种脉络膜血管性疾病，被认为是新生血管性年龄相关性黄斑变性（neovascular age-related macular degeneration，nAMD）的一种亚型。眼底检查可见视网膜下橘红色结节样病灶、浆液性视网膜色素上皮脱离（pigment epithelium detachment，PED）、出血性视网膜色素上皮脱离，常伴有视网膜神经上皮脱离（sensory retinal detachment，SRD）。病情较重且病程较长者，眼底可见严重的机化膜形成。

PCV 最初被报道时，研究者认为血管样病变是 Bruch 膜下内层脉络膜内的病变组织。在对 PCV 病理生理的研究上有学者认为 PCV 可能与 Bruch 膜损伤或变性有关；也有学者认为可能是由脉络膜内层血管异常所致。组织病理学结果显示，PCV 的纤维血管膜出现在 RPE 下的 Bruch 膜内，提示 PCV 可能是新生血管性 AMD 的一种变种。在影像学检查方面，通过吲哚菁绿血管造影（ICGA）观察到部分患眼出现了脉络膜高通透性，由此推测出现该表现的 PCV 患眼的发病机制可能与脉络膜血管的异常相关。Tong 等研究发现，活动性 PCV 与色素上皮衍生因子和血管内皮生长因子（VEGF）表达有关。在一些分析手术标本的研究中发现，血管内皮和视网膜色素上皮（RPE）细胞中有强 VEGF 表达的证据，但也有报道称 VEGF 表达缺失。VEGF 在 PCV

发病机制中的作用并不明确。胎盘生长因子也可能在 PCV 的发病机制中发挥着作用。

第二节 治疗原则与时机

亚太专家共识认为，活动性有症状的 PCV 是该病的治疗指征，但活动性无症状的 PCV 也可考虑治疗。如果有 OCT 证据表明 PCV 有以下任何一种临床表现，则可认为 PCV 是活动性的：视网膜下液伴或不伴视网膜内液、PCV 导致的视力下降至少 5 个字母（ETDRS）或同等程度的视力下降、PED、视网膜下出血，这些情况需要接受治疗。

治疗的最初目标是 ICGA 上 polpy（s）的消退。经 ICGA 检查观察到息肉的消退在活性 PCV 的初始治疗中是十分必要的。对于未接受过治疗的患者，应治疗 ICGA 图像所示的整个 PCV 病灶（polpy 加 BVN）。治疗的效果通常是根据最佳矫正视力（best corrected visual acuity，BCVA）和黄斑中心凹视网膜厚度（central retinal thickness，CRT）的变化，以及 polpy（s）是否完全消退来衡量。

第三节 眼内用药方案

PCV 患者治疗方案如图 10-1 所示。

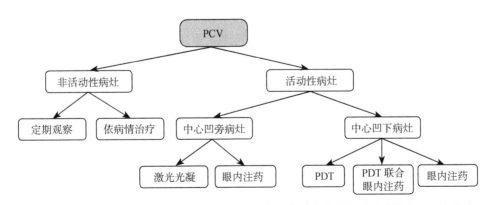

图 10-1　PCV 患者治疗方案［自《中国老年性黄斑变性临床诊断治疗路径（2013）》］

在典型新生血管性 AMD 的关键临床试验报告出来后，抗 VEGF 治疗已经取代 PDT 作为一线治疗。对于活跃的中心凹旁和中心凹下的 PCV 的治疗，如果不能采用 PDT 治疗，则可以考虑玻璃体腔注射抗 VEGF 药物。目前，国内用于 PCV 的抗 VEGF 药物有三种：雷珠单抗、阿柏西普和康柏西普。抗 VEGF 药物被用于 PCV 的治疗是基于两项研究，与正常年龄匹配的对照组相比，手术切除的 PCV 中 VEGF 表达增加，而 PCV 患者房水中 VEGF 表达上调。早期研究表明，尽管抗 VEGF 单药治疗后息肉消退率有限（25%～40%），但抗 VEGF 单药治疗具有良好的视觉效果；脉络膜会明显变薄，但这种改变与注射针数无关。

目前，PCV 的抗 VEGF 治疗方案主要有以下三种。

（1）固定治疗方案（同 AMD 章节所述）　固定方案注射次数较多，随访次数也较多。

（2）按需治疗方案（Pro re nata，PRN）（同 AMD 章节所述）　PRN 方案是一种被动治疗方案，对患者依从性要求高，需要每月随访 1 次。

（3）治疗 – 延长方案（T&E）（同 AMD 章节所述）　该方案可减少患者玻璃体腔注射和随访的次数，减轻患者经济负担。

为了减轻患者的经济负担，在 PCV，倾向于按需使用 PRN+ 固定剂量的治疗策略，即 3+PRN 方案。起始治疗时每月注射 1 次（雷珠单抗玻璃体腔注射为 0.5 mg/0.05 mL，阿柏西普玻璃体腔注射为 2 mg/0.05 mL，康柏西普玻璃体腔注射为 0.5 mg/0.05 mL），连续注射 3 次。而后根据复查时视力、眼底病灶的变化情况，可通过 OCT 检测脉络膜新生血管（CNV）、黄斑中心凹视网膜厚度（CRT）、黄斑出血和积液情况，决定是否再次注射治疗。当存在视网膜内和视网膜下液体时，需要再次注射。有研究表明，当黄斑干燥时，仅依靠视网膜内或视网膜下液体来决定延迟治疗，会导致 23.9% 的复发风险，需要在随后的就诊中再次接受治疗。

在抗 VEGF 治疗出现之前，PDT 被广泛用于 PCV。PDT 可使息肉样病变结构消失，随后渗出减轻，出血吸收，患者视力逐渐提高。当 PCV 病灶出现 BVN 渗漏和 polpys、PED 伴大量视网膜下液体或渗出物、PCV 和 CNV 的 ICGA 特征不明确或病变是 PCV 和典型 CNV 的结合时，应考虑使用 PDT 和抗 VEGF 玻璃体腔注药联合治疗。在 CNV 与 PCV 共存或在鉴别诊断困难的情况下，PDT 和抗 VEGF 玻璃体腔注药的联合将满足这两种情况的治疗。

　　NICE 于 2018 年发布的《年龄相关性黄斑变性的诊断和处理》提出，有以下情况之一者，可考虑停止抗 VEGF 的治疗：①疾病表现稳定，可考虑观察而不给予抗 VEGF 治疗，同时要进行相关的监测及自我监测；②抗 VEGF 治疗时患眼出现了严重、逐渐的视力丧失，可考虑停药。

第四节　眼内用药的后续治疗

　　PCV 治疗开始后，要求患者每月随诊，行裂隙灯、OCT 和视力检查，这种每月监测应持续至少 6 个月。治疗开始 3 个月后，应进行眼底荧光血管造影（FFA）、ICGA、 OCT 和（或）光学相干断层扫描血管成像（OCTA）检查。如果经初始 3 个月的治疗后息肉消退不完全，建议行 PDT 单项治疗或 PDT ＋ 抗 VEGF 玻璃体腔注药联合治疗；若 3 个月后，ICGA 检测到息肉完全消退，但 FFA 上有渗漏并有临床或 OCT 活动迹象，则继续行抗 VEGF 玻璃体腔注药（图 10-2）。

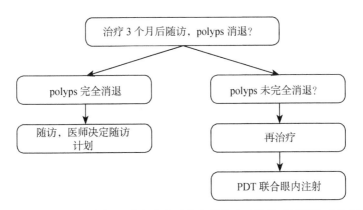

图 10-2　PCV 患者随访及再治疗标准［自《中国老年性黄斑变性临床诊断治疗路径（2013）》］

（陈娟）

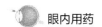

参考文献

[1] IMAMURA Y，ENGELBERT M，IIDA T，et al. Polypoidal choroidal vasculopathy：a review[J]. Surv Ophthalmol，2010，55（6）：501-515.

[2] YANNUZZI L A，WONG D W，SFORZOLINI B S，et al. Polypoidal choroidal vasculopathy and neovascularized age-related macular[J]. Arch Ophthalmol，1999，117（11）：1503-1510.

[3] MACCUMBER M W，DASTGHEIB K，BRESSLER N M，et al. Clinicopathologic correlation of the multiple recurrent serosanguineous retinal pigment epithelial detachments syndrome[J]. Retina，1994，14（2）：143-152.

[4] CHAIKITMONGKOL V，CHEUNG C M G，KOIZUMI H，et al. Latest Developments in Polypoidal Choroidal Vasculopathy：Epidemiology，Etiology，Diagnosis，and Treatment[J]. Asia Pac J Ophthalmol（Phila），2020，9（3）：260-268.

[5] 赵玥，蒋沁，姚进. 息肉样脉络膜血管病变患眼脉络膜特征对抗血管内皮生长因子药物治疗应答的预测作用分析[J]. 中华眼底病杂志，2020，36（10）：754-758.

[6] CHEUNG C M G，LAI T Y Y，RUAMVIBOONSUK P，et al. Polypoidal Choroidal Vasculopathy：Definition，Pathogenesis，Diagnosis，and Management[J]. Ophthalmology，2018，125（5）：708-724.

[7] INOUE M，ARAKAWA A，YAMANE S，et al. Short-term efficacy of intravitreal aflibercept in treatment-naive patients with polypoidal choroidal vasculopathy[J]. Retina，2014，34（11）：2178-2184.

[8] KIM J Y，SON W Y，KIM R Y，et al. Recurrence and visual prognostic factors of polypoidal choroidal vasculopathy：5-year results[J]. Sci Rep，2021，11（1）：21572.

[9] CHANG Y C，CHENG C K. Difference between pachychoroid and nonpachychoroid polypoidal choroidal vasculopathy and their response to anti-vascular endothelial growth factor therapy[J]. Retina，2020，40（7）：1403-1411.

[10] CHEN X L，HU Q R，BAI Y J，et al. A comparison of risk factors for age-related macular degeneration and polypoidal choroidal vasculopathy in Chinese patients[J]. Graefes Arch Clin Exp Ophthalmol，2018，256（8）：1449-1457.

[11] SAHU Y，CHAUDHARY N，JOSHI M，et al. Idiopathic polypoidal choroidal vasculopathy：

a review of literature with clinical update on current management practices[J]. Int Ophthalmol，
2021，41（2）：753-765.

[12] SCASSELLATI-SFORZOLINI B，MARIOTTI C，BRYAN R，et al.Polypoidal choroidal
vasculopathy in Italy[J]. Retina，2001，21（2）：121-125.

[13] CHAN S Y，WANG Q，WANG Y X，et al. Polypoidal choroidal vasculopathy upon optical
coherence tomographic angiography[J]. Retina，2018，38（6）：1187-1194.

[14] JIA Y，TAN O，TOKAYER J，et al.Split-spectrum amplitude-decorrelation angiography with
optical coherence[J].Opt Express，2012，20（4）：4710-4725.

[15] TEO K Y C，CHEUNG G C M. New Concepts in Polypoidal Choroidal Vasculopathy Imaging：A
Focus on Optical[J]. Asia Pac J Ophthalmol（Phila），2019，8（2）：165-171.

[16] CHEN Y，YANG Z，XIA F，et al. The blood flow characteristics of polypoidal choroidal
vasculopathy and the choroidal remodelling process after photodynamic therapy[J]. Lasers Surg
Med，2018，50（5）：427-432.

[17] 刘青，艾明.光学相干断层扫描血管成像技术在糖尿病视网膜病变中的应用[J].国际眼科杂志，
2016，16（4）：678-680.

[18] 许厚银，郎胜坤，韩国鸽，等.OCTA 和 ICGA 在息肉样脉络膜血管病变中的应用对比[J].国
际眼科杂志，2017，17（7）：1362-1364.

[19] UYAMA M，WADA M，NAGAI Y，et al. Polypoidal choroidal vasculopathy：natural history[J].
Am J Ophthalmol，2002，133（5）：639-648.

[20] CHEUNG C M G，YANAGI Y，MOHLA A，et al. Characterization and differentiation of
polypoidal choroidal vasculopathy using swept source optical coherence tomography angiography[J].
Retina，2017，37（8）：1464-1474.

[21] RYU G，MOON C，VAN HEMERT J，et al. Quantitative analysis of choroidal vasculature in
polypoidal choroidal vasculopathy using ultra-widefield indocyanine green angiography[J]. Sci
Rep，2020，10（1）：18272.

[22] 马楠，陈有信，巩迪，等.息肉样脉络膜血管病变吲哚菁绿血管造影与光相干断层扫描血管成
像图像特征对比观察[J].中华眼底病杂志，2015，31（5）：421-424.

[23] TOMIYASU T，NOZAKI M，YOSHIDA M，et al.Characteristics of Polypoidal Choroidal

Vasculopathy Evaluated by Optical Coherence[J]. Invest Ophthalmol Vis Sci, 2016, 57（9）: OCT324-330.

[24] KUMAR A, KUMAWAT D, SUNDAR M D, et al. Polypoidal choroidal vasculopathy: a comprehensive clinical update[J]. Ther Adv Ophthalmol, 2019, 11: 1-26.

[25] KOH A H, CHEN L J, CHEN S J, et al. Polypoidal choroidal vasculopathy: evidence-based guidelines for clinical diagnosis and treatment[J]. Retina, 2013, 33（4）: 686-716.

[26] ROUVAS A A, PAPAKOSTAS T D, NTOURAKI A, et al. Photodynamic therapy, Ranibizumab, and Ranibizumab with photodynamic therapy for the treatment of polypoidal choroidal vasculopathy[J]. Retina, 2011, 31（3）: 464-474.

[27] CHAN E W, ELDEEB M, LINGAM G, et al. Quantitative Changes in Pigment Epithelial Detachment Area and Volume Predict Retreatment in Polypoidal Choroidal Vasculopathy[J]. Am J Ophthalmol, 2017, 177: 195-205.

[28] KOH A H, CHEN L J, CHEN S J, et al. Polypoidal choroidal vasculopathy: evidence-based guidelines for clinical diagnosis and treatment[J]. Retina, 2013, 33（4）: 686-716.

[29] LIU L, THAM Y C, WU J, et al. Photodynamic therapy in combination with ranibizumab versus ranibizumab monotherapy for polypoidal choroidal vasculopathy: A systematic review and meta-analysis[J]. Photodiagnosis Photodyn Ther, 2017, 20: 215-220.

[30] OGURA Y, TERASAKI H, GOMI F, et al. Efficacy and safety of intravitreal aflibercept injection in wet age-related macular degeneration: outcomes in the Japanese subgroup of the VIEW 2 study[J]. Br J Ophthalmol, 2015, 99（1）: 92-97.

[31] NOWAK-SLIWINSKA P, VAN DEN BERGH H, SICKENBERG M, et al. Photodynamic therapy for polypoidal choroidal vasculopathy[J]. Prog Retin Eye Res, 2013, 37: 182-199.

[32] HIRAMI Y, TSUJIKAWA A, OTANI A, et al. Hemorrhagic complications after photodynamic therapy for polypoidal choroidal vasculopathy[J]. Retina, 2007, 27（3）: 335-341.

[33] CHHABLANI J K. Disadvantages of photodynamic therapy for polypoidal choroidal vasculopathy[J]. Indian J Ophthalmol, 2010, 58（6）: 552-553; author reply 553.

[34] LEE W K, IIDA T, OGURA Y, et al. Efficacy and Safety of Intravitreal Aflibercept for Polypoidal Choroidal Vasculopathy in the PLANET Study: A Randomized Clinical Trial[J]. JAMA

Ophthalmol，2018，136（7）：786-793.

[35] HUANG Z，DING Q，YAN M，et al. Short-term efficacy of conbercept and ranibizumab for polypoidal choroidal vasculopathy[J]. Retina，2019，39（5）：889-895.

[36] XUE Y，QINHUA C. Short-Term Efficacy in Polypoidal Choroidal Vasculopathy Patients Treated With Intravitreal Aflibercept or Conbercept[J]. Front Med（Lausanne），2022，9：835255.

[37] ITO A，MARUYAMA-INOUE M，KITAJIMA Y，et al. Comparison of one-year results of photodynamic therapy combined with Ranibizumab or aflibercept for treating polypoidal choroidal vasculopathy[J]. PLoS One，2020，15（6）：e0235213.

[38] LEE W K，IIDA T，OGURA Y，et al. Efficacy and Safety of Intravitreal Aflibercept for Polypoidal Choroidal Vasculopathy in the PLANET Study：A Randomized Clinical Trial[J]. JAMA Ophthalmol，2018，136（7）：786-793.

第十一章
糖尿病视网膜病变的眼内用药

第一节　概述

糖尿病视网膜病变（diabetic retinopathy，DR）是许多国家人们视力丧失的主要原因。以是否有从视网膜发出的异常新生血管作为判断标准，DR 可分为非增殖性DR（non-proliferative diabetic retinopathy，NPDR）和增殖性 DR（proliferative diabetic retinopathy，PDR）。

糖尿病视网膜病变的早期，白细胞黏附于视网膜血管内皮，导致内皮细胞死亡，血管通透性增加而产生血管渗漏，视网膜毛细血管和小动脉闭塞导致视网膜缺血缺氧。缺氧的视网膜组织诱使 VEGF 等血管生成剂释放，最终形成视网膜新生血管（retinal neovascularization，RNV）和视盘新生血管（disc neovascularization，DNV），引起视网膜内液体的渗出、出血；随后出现玻璃体视网膜纤维化，导致玻璃体视网膜牵引，进一步诱发黄斑水肿、玻璃体积血（vitreous hemorrhage，VH）甚至牵引性视网膜脱离（tractional retinal detachment，TRD），这些并发症都可能严重损害患者的视功能。

糖尿病性黄斑水肿（diabetic macular edema，DME）是 DR 患者视力下降的主要原因，它发生在血 – 视网膜屏障破裂后。由于血管内皮细胞紧密连接的损伤和视网膜毛细血管周细胞的丢失，产生通过内皮细胞传输和细胞旁途径的血管渗漏，引起视网膜内 / 视网膜下液和黄斑增厚，表现为黄斑水肿和黄斑区渗出物的沉积。虽然确切的分子机制尚不清楚，但现有证据表明，炎症因子和 VEGF 在 DME 的发病机制中起重要作用。

PDR 发生在 DR 的后期，继发于微血管闭塞和缺血，表现为视网膜和视盘新生血管形成。几种促血管生成细胞因子，包括胰岛素样生长因子 I（insulin-like growth factor- I，IGF- I）、肝细胞生长因子、碱性成纤维细胞生长因子、胎盘生长因子、促炎症细胞因子和血管生成素等，参与了 PDR 的发病机制。VEGF 被认为是驱动PDR 的最显著细胞因子，是血管通透性增加的关键驱动因素，可导致糖尿病性黄斑水肿、VH 和 TRD。

第二节　DR 的药物治疗

对于 DR 的眼科治疗，近年来研究领域内已有长足进步。针对 DME、VH、严重的 NPDR 及 PDR，目前的药物治疗包括玻璃体腔注射抗 VEGF 药物，以及使用皮质类固醇药物（如 TA、地塞米松植入物或氟轻松丙酮植入物）。

抗 VEGF 药物玻璃体腔的应用有双重目的：①诱导视网膜新生血管的消退；②降低血管通透性，促使糖尿病性黄斑水肿消退及玻璃体出血的吸收，以改善 DR 患者的视力。抗 VEGF 药物能够在短期内降低眼内 VEGF 的表达，抑制新生血管形成，促进已形成的新生血管消退，从而减轻新生血管渗漏，加快出血吸收，减少术中和术后并发症的发生。抗 VEGF 药物因为其潜在的机制相同，无论是抗 VEGF 融合蛋白还是抗 VEGF 单克隆抗体，这些药物都已被证明可有效抑制 DR 的新生血管和减轻黄斑水肿。

目前，国内用于 DR 的抗 VEGF 药物有三种：雷珠单抗、阿柏西普和康柏西普。

玻璃体腔注射地塞米松和醋酸曲安奈德（TA）曾经是最常用于治疗 DME 的皮质类固醇。地塞米松具有强效抗炎作用，药效是 TA 的 5 倍，但在玻璃体腔中的半衰期较短。TA 具有较低的抗炎作用，但半衰期比地塞米松长。TA 属于非水溶性含氟长效糖皮质激素，局部用药吸收较为缓慢，能够减轻细胞的免疫反应，从而降低血管通透性、减少异常新生血管的增生，具有抑制炎症因子和血管生成因子的双重作用，也是最常用于治疗 DME 的皮质类固醇。为提供持久的类固醇眼内药物活性，目前已

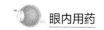

推出了缓释制剂地塞米松植入物和氟轻松丙酮植入物。

第三节　DR 的治疗时机与方案

DR 的治疗时机，大概可从以下几个环节入手。

一、DME

（一）未累及黄斑中心凹的 DME

对于未累及黄斑中心凹的 DME，NICE 推荐有局灶性渗出者根据渗出离黄斑无血管区的距离来决定治疗（图 11-1）。如果局灶性渗出离黄斑无血管区的距离＞500 μm，一般推荐局灶性激光光凝或观察；如果局灶性渗出离黄斑无血管区的距离＜500 μm，则可以考虑玻璃体腔注射抗 VEGF 药物。对于假晶体眼，也可考虑玻璃体腔注射激素治疗或观察。有弥漫性渗出未累及中心凹的 DME，则进行黄斑区格栅样光凝或观察。

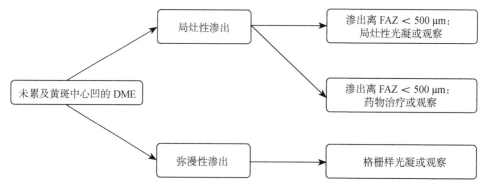

图 11-1　NICE 对未累及黄斑中心凹的 DME 的推荐治疗路径

（二）累及黄斑中心凹的 DME

对于累及黄斑中心凹的 DME，由于会直接影响视力，药物治疗（VEGF 抑制剂和类固醇）被认为是比激光治疗更好的选择。玻璃体腔注射抗 VEGF 药物被用作一线治疗，并且被广泛应用。

美国眼科学会 2019 年版《糖尿病视网膜病变临床指南》赞成将 CI-DME 作为治

疗的入选标准，因为抗 VEGF 治疗在改善 CI-DME 患者视力方面比单独使用局灶激光光凝更有效，其建议将抗 VEGF 治疗作为 DME 的一线治疗方案，并认可糖尿病视网膜病变临床研究网络 Protocol T 抗 VEGF 治疗对 CI-DME 的有效性。该《指南》推荐的治疗 CI-DME 方案：起始每月注射 1 次，连续注射 4 ～ 6 个月，视情况（若患者视力或中央黄斑厚度没有改变，或视力达到 20/20，或 DME 消退）延缓治疗。一旦发现患者黄斑中心厚度增加或视力下降，则需要继续注射治疗；随访时间间隔延长至最长 4 个月发现无须治疗时可停止治疗。这种方法已被证明可以明显减少注射次数，且同时获得良好的视力改善。

　　NICE 推荐根据治疗反应调整治疗的间隔。对 CRT > 400 μm 的 DME 眼进行抗 VEGF 药物治疗，但不建议在 CRT < 400 μm 的 DME 眼中使用抗 VEGF 药物。这主要是因为这种治疗虽然临床有效，但并不具有成本效益。DME 的 CRT 测量，应按 ETDRS 的黄斑圆形分格图，在中央 1 mm 的中央凹进行。NICE 推荐的 DME 抗 VEGF 一线治疗路径如图 11-2 所示。

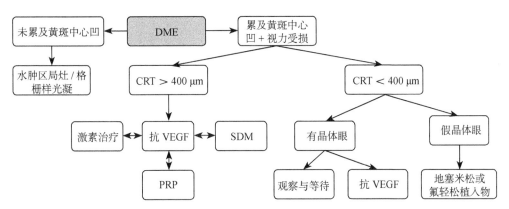

SDM：subthreshold diode laser micropulse photocoagulation（阈值下的二极管微脉冲激光光凝）；

PRP：panretinal photocoagulation（全视网膜光凝术）。

图 11-2　NICE 根据 CRT 及晶体状态推荐的 DME 抗 VEGF 一线治疗路径

　　各种抗 VEGF 药物治疗对 DME 都有效，但治疗方案略有所不同。

　　阿柏西普玻璃体腔注射量为 2 mg/0.05 mL，每月注射 1 次，连续 5 次，随后每 2 个月注射 1 次。在 12 个月后，治疗间隔可以根据 VA 和黄斑的厚度测量结果进一步延长。

雷珠单抗玻璃体腔注射量为 0.5 mg/0.05 mL，每月注射 1 次，直到达到最好的 VA 和（或）没有疾病活动的迹象。

康柏西普玻璃体腔注射量为 0.5 mg/0.05 mL，每月注射 1 次，连续 3 次，然后每 3 个月玻璃体腔注射 1 次或按需给药。

对抗 VEGF 药物治疗 DME 的随机临床试验的结果分析表明，大多数 VA 增加是在治疗的最初 3 ~ 6 个月实现的，而形态学反应较慢。因此，可在第 5 ~ 6 个月对治疗反应进行初步评估。无法实现进一步改善时，如果存在"完全反应"（VA 改善至 85 个字母，并且在 OCT 检查时 CRT 降至 250 μm 以下），则可以更早地停止治疗。

（三）皮质类固醇注射治疗

玻璃体腔注射皮质类固醇一般作为 DME 的二线治疗。

4 mg TA 玻璃体腔注射的治疗效果可持续长达 3 个月。由于 TA 的玻璃体腔注射是超说明书用药，并且与白内障形成和眼内压升高有关，因此，只有当患者无法获得其他的类固醇药物时，才可施用 TA。

地塞米松（DEX）植入物含有 0.7 mg 地塞米松。植入物的双相释放方式可以将其治疗效果延长至 6 个月。植入物通过带有 23 G 针头的一次性注射装置供玻璃体腔注射时用。

氟轻松丙酮（FAc）植入物含有 0.19 mg FAc。用 25 G 针头将植入物注射到玻璃体腔，其效果可能延长至 36 个月。

但与抗 VEGF 治疗相比，皮质类固醇发生白内障和眼内压升高的风险更高，尤其是对于有晶体眼患者。但对一些特定病例，如对抗 VEGF 药物无反应的患者、假晶体眼患者、不想频繁就诊和不情愿进行玻璃体腔注射的患者，皮质类固醇可作为一线治疗。

在如何确定抗 VEGF 治疗无反应并开启皮质类固醇治疗的这个问题上有研究提出，如果 DR 眼最初的 CRT 为 400 μm 或更高，应选择抗 VEGF 药物治疗。但在抗 VEGF 治疗 5 ~ 6 个月后，如果 OCT 检查时 CRT 减少不到 20%，则应认为眼对抗 VEGF 药物的反应欠佳或较差，可以改成类固醇药物治疗。NICE 推荐的抗 VEGF 作为一线 DME 治疗的路径如图 11-3 所示。

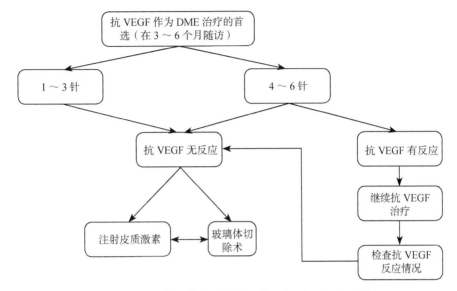

图 11-3 NICE 推荐的抗 VEGF 作为一线 DME 治疗的路径

采用类固醇药物治疗时，需注意以下几点。

（1）如果眼睛存在白内障，应考虑行白内障摘除加人工晶体植入术，然后是地塞米松植入物或氟轻松丙酮植入物植入。

（2）如果为假晶体眼，也可考虑行地塞米松植入物或氟轻松丙酮植入物植入。但患者对类固醇有不受控制的眼内压升高（类固醇反应）或有不能控制的青光眼时，则不能使用激素类药物。

（3）如果不是假晶体眼，并且没有明显的白内障，DME 是慢性的或对抗 VEGF 反应不足，或是患者怀孕、对抗 VEGF 治疗有其他禁忌证，可考虑使用地塞米松植入物。

（4）如果不确定 IOP 变化，植入地塞米松植入物可作为首选，因为作用持续时间较短。必要时，地塞米松植入物可在以后被氟轻松丙酮植入物取代。

总之，应根据 DME 是否有黄斑中心凹累及选择适当的治疗方式。对于累及黄斑中心凹的 DME，抗 VEGF 可作为一线治疗；根据 DME 对药物治疗的反应，决定继续用抗 VEGF 治疗还是改用皮质类固醇治疗、局部激光光凝还是 PRP，或是采用药物与激光的联合治疗。

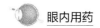

（四）DR 患者白内障术后 DME 的预防

DR 患者白内障术后促炎前列腺素（prostaglandin，PG）的积累导致视网膜组织毛细血管渗漏，可促进 DME 的发生与发展。房水炎症因子和血管生成因子水平与术后黄斑厚度呈正相关。在已有 NPDR 和（或）DME 的不同糖尿病患者中，术中使用玻璃体腔注射抗 VEGF 药物可降低白内障手术后 DME 的发生率。皮质类固醇的玻璃体腔注射可减少血 – 视网膜屏障的破裂并下调 PG 和 VEGF 的产生，也可减少术后中心黄斑厚度，并防止白内障手术后 DME 的发生。因此，对有 DR 的白内障患者，术中可给予类固醇制剂和抗 VEGF 药物作为 DME 的预防性治疗。

二、NPDR

NPDR 被认为是 DR 的早期阶段，约 14% 的患者会发展为 PDR。在 2 型糖尿病患者中，NPDR 比 PDR 更常见。

玻璃体腔注射抗 VEGF 药物对 NPDR 表现出稳定的疗效，可以减缓 NPDR 进展为 PDR 的进程。NPDR 患者行玻璃体腔注射康柏西普的研究表明，9 个月的随访时间点表现出视网膜硬性渗出（hard exudate，HE）的面积显著减少。在 1 个月、3 个月和 6 个月的随访时间点，NPDR 患者的微动脉瘤（microaneurysm，MA）数量显著减少，在 12 个月的随访时间点保持稳定。

三、PDR

目前，PDR 的治疗选择包括抗 VEGF 药物治疗、全视网膜光凝术（PRP）和玻璃体切除术。

（一）无玻璃体积血（VH）的 PDR

对于无 VH 的 PDR，抗 VEGF 治疗可使新生血管消退，并可预防 VH。糖尿病视网膜病变临床研究网络（diabetic retinopathy clinical research network，DRCR.net）的研究报告称，给 PDR 患者玻璃体腔注射雷珠单抗（IVR）在 2 年结束时的效果并不亚于 PRP。另一项临床试验结果也表明，PDR 的抗 VEGF 治疗是 PRP 治疗至少 2 年的合理替代方案。有研究对患者随访 2 年后发现，接受抗 VEGF 治疗的患者视力更好，发生外周视野缺失的可能性较小，产生 DME 的概率也更小。同时，2 年后因发生 PDR 并发症（如玻璃体积血、牵引性视网膜脱离等）需要行玻璃体切除术的概率也减少。总之，抗 VEGF 疗法在治疗 PDR 方面是有效的，是 PRP 治疗的替代方案，并且至少在 2 年内没有实质性的安全问题，严重视力丧失或严重 PDR 并发症并不常见。

DRCR.net 基于临床经验和糖尿病视网膜病变结果，以雷珠单抗为例，对 PDR 提出的抗 VEGF 治疗方案可以概括为以下 3 个步骤。

（1）每月 1 次 0.5 mg 雷珠单抗注射，连续 6 次。如果所有 NV 在 4 次或 5 次注射后都得到解决，则可以推迟注射。

（2）6 个月后，如果 NV 仍在恶化或改善，可继续注射。但如果 NV 在连续 3 次随诊中持续稳定，则推迟注射。

（3）如果 NV 在停止注射后恶化，则恢复每月抗 VEGF 治疗。如果再次达到持续稳定，则可再次推迟注射，但这至少需要连续注射 3 次（1 次用于 NV 恶化的初始治疗，在 NV 稳定时再进行 2 次注射）。一般来说，在持续稳定后停止抗 VEGF 治疗，患者出现视力下降、需要 PRP 或需要玻璃体切除术的概率很小。

关于抗 VEGF 药物治疗 PDR 患者 NV 的有效性，在雷珠单抗、阿柏西普等的治疗中都得到了证明。然而，鉴于 PDR 的慢性性质和玻璃体腔抗 VEGF 药物的药代动力学，抗 VEGF 单药治疗 PDR，需要定期、持续、长期施用，只有在不间断的情况下才有用。如果因各种原因导致患者治疗中断，仅接受抗 VEGF 治疗的 PDR 眼可能会经历明显的疾病进展，TRD 和 NVG 或虹膜新生血管化的倾向显著增加，平均 VA 明显比治疗中断之前更差，可导致不可逆转的视力损害，其结果可能是灾难性的。因此，在根据个体化作出治疗决定时，应考虑 PDR 患者的高"随访丢失"率，谨慎作出选择抗 VEGF 单药治疗的决定。对于具有可靠随访条件的患者，才可考虑单独使用抗 VEGF 注射治疗。图 11-4 是从不伴 DME 的 NPDR 到 PDR 的治疗流程推荐。

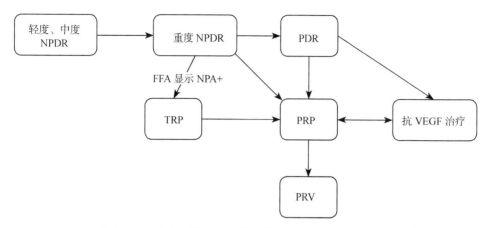

TRP：targeted retinal photocoagulation（靶向视网膜光凝）；NPA：non-perfusion area（无灌注区）。

图 11-4　从不伴 DME 的 NPDR 到 PDR 的治疗流程

（二）高危 PDR 及 VH

糖尿病视网膜病变研究（diabetes retinopathy study，DRS）将以下四点中出现任何三点的 PDR 定义为高危 PDR。

（1）视网膜任何部位的新生血管。

（2）视盘新生血管。

（3）严重新生血管化　距视盘 1 个视盘直径范围内有新生血管，其面积大于 1/3 个视盘面积；其他部位的新生血管面积大于 1/2 个视盘面积。

（4）玻璃体积血或视网膜前出血　玻璃体积血（VH）是 PDR 患者最常见的问题。在 PDR 阶段，缺氧性视网膜组织释放 VEGF 等血管生成剂，引起视网膜和视盘新生血管形成；新生血管可随时出血而造成 VH。

临床经验已证明了抗 VEGF 药物在治疗 VH 方面的有效性和安全性。应用玻璃体腔抗 VEGF 药物可促进 VH 的吸收及消退，有利于进行完全的 PRP。

VH 行玻璃体腔药物注射的做法有两种：一种是每月注射 1 次，连续 3 次。即使经第 1、第 2 次注射后 VH 已完全清除，也要完成第 3 次注射。这时绝大部分患者 VH 已完全清除，可顺利完成 PRP。另一种是仅注射抗 VEGF 药物 1 次，只有当 VH 清除不完全时才给予重复注射，在出血被清除后进行 PRP。

对于清除 VH 所需的抗 VEGF 玻璃体腔注射次数，依 PDR 的严重程度和 VH 的密度不同而不同。玻璃体腔贝伐珠单抗注射（intravitreal bevacizumab，IVB）平均约需要 2 次。最重要的是，抗 VEGF 治疗可导致新生血管消退，所有潜在出血源停止出血和视网膜血管组织重新整合，直到出血自发吸收，这就可以有足够的时间完成 PRP 并随后产生永久性效果。

抗 VEGF 药物作用是短暂的，NV 可再激活，VH 可复发。因此，可能需要多次注射以防止 PDR 患者的 VH 再次发生，以保持稳定的视觉功能。

AAO 发布的《糖尿病视网膜病变临床指南》从 2016 年版开始就已将糖尿病视网膜病变的抗 VEGF 药物治疗的推荐意见从"可考虑"变成了"可替代"，并提出抗 VEGF 药物可代替 PRP 治疗高危 PDR。特别是在未计划立即进行玻璃体切除术前，即使是高危 PDR，也可将抗 VEGF 药物作为单一疗法。

应该注意的是，当患者的眼底由于 VH 而无法看清时，必须进行超声检查以排除任何玻璃体视网膜牵引或视网膜脱离，这些牵引或脱离是单纯行玻璃体腔抗 VEGF 治疗的禁忌证。对于有增殖牵引的 PDR 眼，在行玻璃体腔抗 VEGF 药物注射后，应考虑在 7～14 天行玻璃体切除手术；并且，开始注射时就要确定好患者的复诊时间及玻璃体切除手术时间。对于因各种原因不能按时复诊而不能在合适的时间进行玻璃体切除手术的有增殖牵引的 PDR 患者，应避免行玻璃体腔抗 VEGF 药物注射。

四、PDR 行玻璃体切除术围手术期抗 VEGF 药物的应用

经睫状体扁平部的玻璃体切除术（pars plana vitrectomy，PPV）是目前治疗严重 PDR 的主要方法，为了使玻璃体切除手术能顺利进行，减少或避免术中及术后并发症的发生，围手术期应用抗 VEGF 及皮质类固醇等药物在眼科医师的治疗中较为流行。

（一）玻璃体切除术前

在没有辅助抗 VEGF 治疗的传统 PPV 中，PDR 患者术中活动性出血的情况很常见，这可导致手术区域不清晰和手术操作准确性降低，使手术时间延长。多项 Meta 分析得出结论，在复杂 PDR 患者术前使用抗 VEGF 药物可有效减少术中出血、降低手术难度，最大限度地减少医源性损伤，减少术中并发症，显著降低复杂 PDR 玻璃

体切除术硅油的应用频率，增加手术的安全性；并能实现更好的术后 BCVA，更少的早期复发 VH 和更快的复发性 VH 吸收。玻璃体切除术前行抗 VEGF 玻璃体腔注射对患者的最终视力结局几乎没有影响。

然而，应考虑抗 VEGF 注射后 10% 的眼睛可能发生 TRD，主要危险因素是抗 VEGF 注射与玻璃体切除术之间的时间、VH 的严重程度和年龄。若药物注射后过早手术，这时药物的效果尚未充分发挥，玻璃体腔的 VEGF 水平可能仍较高，新生血管没能消退，肯定不利于手术的进行；若药物注射后时间太久才进行玻璃体切除手术，随 VEGF 水平降低而发生的新生血管膜的纤维化可造成玻璃体视网膜牵引，甚至造成 TRD。这既增加了玻璃体切除术的难度，又容易产生视网膜的医源性损害，最终影响手术效果及患者的视力结局。

基于抗 VEGF 药物的半衰期和玻璃体中的 VEGF 水平，PPV 前抗 VEGF 药物使用的时间差异很大。总体来说，玻璃体切除术前 7 ～ 14 天注射抗 VEGF 药物已被广泛用作 PDR 患者的辅助治疗。这时玻璃体腔抗 VEGF 药物的效果已充分发挥，新生血管膜的纤维化尚不明显，手术操作最简便，术后效果也会更好。

（二）玻璃体切除术后

PDR 眼行玻璃体切除术后持续或复发性 VH 的发生率从 13% ～ 75% 不等。术后早期 VH 可能是由外周玻璃体释放血液、手术时截断的血管再出血及持续性玻璃体视网膜牵引引起，而术后晚期的复发性 VH 很可能是由巩膜切开部位或视网膜外周新生血管形成引起，并且在出血病例中所占比例很高。

由于玻璃体切除手术过程和气 – 液交换，使术前注射的抗 VEGF 药物遭冲洗，术后无法抑制剩余或未来的纤维血管生长，也无法预防术后 VH。

玻璃体切除术结束时行抗 VEGF 药物注射可以减少血管生成并稳定血管通透性，防止发生新生血管，避免继发的纤维组织收缩引起的 TRD 和 VH。术后单次玻璃体腔注射抗 VEGF 药物对视网膜和视盘新生血管形成产生短暂而非持续的影响。例如，与未接受 IVR 的患者相比，在玻璃体切除术后注射 IVR 0.5 mg 的患者黄斑水肿的发生率减少，具有更好的 BCVA，再出血发生率较低。患者玻璃体切除术后接受玻璃体腔曲安奈德注射（intravitreal triamcinolone，IVT）也有同样的效果，手术后的视力优于对照组，但注射后眼内压升高是 IVT 最常见的并发症，接受 IVT 的患者有

28%～52% 因为强效剂量的皮质类固醇导致平均眼内压升高。

五、玻璃体切除术后 DME 的治疗

DR 患者 PPV 后常因发生 DME 需要进一步治疗。这时，皮质类固醇药物可作为 PPV 术后 DME 的一线治疗。

玻璃体腔地塞米松植入物可在玻璃体腔中缓慢释放 DEX，注射 1 周内生效，8 周内达到最大效果。在大多数患者中，DEX 的活性可持续超过 3 个月，单次注射足以满足其中 58.8% 的患者。这种 DEX 缓释剂能减少玻璃体切除术后眼睛的注射次数。有超过一半的患眼，玻璃体切除后单次 DEX 注射降低了 CRT 并改善了视力，但 30% 在 6 个月前需要重复注射。

氟轻松丙酮植入物含有 3 年内释放的 190 μg 氟轻松丙酮（FAc），每天在玻璃体中释放 0.2 μg，从这种持续药物递送系统中连续释放 FAc 可抵消玻璃体切除眼的药物清除率，增强玻璃体切除术后 DME 患者的治疗效果。使用单个植入物即可进行长达 8.5 个月的连续性治疗，可在提高患者视力和减少视网膜水肿方面产生临床相关结果，具有可控的安全性。

第四节　眼内用药的后续治疗

由于 DR 是一个伴随患者一生并可能逐渐进展的眼病，其眼内用药只能是一种阶段性或辅助性治疗，还必须进行其他的后续治疗（如视网膜的各种光凝治疗、玻璃体切除手术），才能维持患者较好的视觉功能。

一、抗 VEGF 注射与激光联合治疗持续性 DME

玻璃体腔注射抗 VEGF 药物治疗目前是针对累及黄斑中心凹的 DME 的一线治疗，但激光光凝术仍用于较轻或无黄斑中心凹累及的 DME。

对于无黄斑中心凹累及的 DME，可根据是局灶性还是弥漫性渗出、渗出离黄斑无血管区的距离是大于还是小于 400 μm 进行适当的激光光凝、药物治疗或观察，往

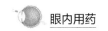

往以观察和对水肿区的局灶 / 格栅激光光凝为主。

玻璃体腔抗 VEGF 药物注射与及时或延迟的黄斑局灶 / 格栅激光联合治疗 DME，从患者 2 年后随访时的视力提高和黄斑厚度减小程度来看，比单独使用激光治疗的效果更好。反过来，用于持续性黄斑水肿的局灶激光可减少抗 VEGF 的注射次数。因此，抗 VEGF 治疗是 DME 的初始治疗选择，随后可针对持续性水肿进行局灶性激光治疗。尽管患者定期进行了抗 VEGF 治疗，但在远离中央凹的微血管病变区持续存在漏液的情况下，也可以考虑辅助的延迟激光治疗。

近年来，阈值下二极管微脉冲激光光凝（subthreshold diode laser micropulse photocoagulation，SDM）被用于治疗 DME。它在不导致细胞死亡的前提下对视网膜色素上皮施加热量，是视网膜隐形的光凝，其适应证是黄斑中心凹外的局部水肿和包括中心凹的轻度黄斑水肿。对于轻度水肿的病例，单独使用有显著疗效；对于重度 DME 患者，可联合抗 VEGF 治疗。

应注意评估 DME 患者的玻璃体 – 黄斑界面（vitreous-macular interface，VMI），如果有黄斑前膜或玻璃体黄斑牵引，可能会对抗 VEGF 药物的反应产生不利影响。玻璃体切除术可释放玻璃体黄斑牵引，增加视网膜的氧合作用并抑制促通透性因子（包括 IL-6、血管内皮生长因子和细胞间黏附因子）的扩散，对玻璃体腔注射抗 VEGF 治疗可能有更好的反应。

二、抗 VEGF 注射与 PRP 联合治疗 PDR

对于 PDR 患者的 DME 和 NV，抗 VEGF 与 PRP 联合治疗比单用 PRP 治疗更有效，DME 及 NV 消退更明显，具有更好的视觉和解剖学结果。PDR 患者行抗 VEGF 药物注射后，可根据 NV 的消退状况来决定是否继续抗 VEGF 或是否进行 PRP。如果 PDR 伴有 DME，则可联合应用 IVT、抗 VEGF 与 PRP。

三、PDR 眼接受抗 VEGF 治疗后恶化

在接受抗 VEGF 药物治疗的 PDR 患者中，大约有 13% 的患者出现 NV 恶化，这时可根据玻璃体的情况行 PRP 或玻璃体切除术。

另外，尽管抗 VEGF 药物能提供约 4 周的完全 VEGF 阻断，但玻璃体切除术前注射的抗 VEGF 药物，在玻璃体切除术期间几乎全部被清除，因此对 PDR 患者行玻璃体切除术，应在术中和术后进行充分的全视网膜光凝术，以防止复发性新生血管形成，降低晚期复发性 VH 和术后复发性 RD 的发生率。然而，术中激光光凝又可加重术后黄斑水肿和炎症，将进一步降低术后视力，这时可以考虑术毕行抗 VEGF 药物注射或植入皮质类固醇植入物。

（刘汉生　陈娟）

参考文献

[1] REN X，BU S，ZHANG X，et al. Safety and efficacy of intravitreal conbercept injection after vitrectomy for the treatment of proliferative diabetic retinopathy[J]. Eye（Lond），2019，33（7）：1177-1183.

[2] ÖZDEMIR H B，Hasanreisoğlu M，Yüksel M，et al. Effectiveness of Intravitreal Dexamethasone Implant Treatment for Diabetic Macular Edema in Vitrectomized Eyes[J]. Turk J Ophthalmol，2019，49（6）：323-327.

[3] AMOAKU W M，GHANCHI F，BAILEY C，et al. Diabetic retinopathy and diabetic macular oedema pathways and management：UK Consensus Working Group[J]. Eye（Lond），2020，34（Suppl 1）：1-51.

[4] HE Y，REN X J，HU B J，et al. A meta-analysis of the effect of a dexamethasone intravitreal implant versus intravitreal anti-vascular endothelial growth factor treatment for diabetic macular edema[J]. BMC Ophthalmol，2018，18：121.

[5] FLAXEL C J，ADELMAN R A，BAILEY S T，et al. Diabetic Retinopathy Preferred Practice Pattern®[J]. Ophthalmology，2020，127：P66-P145.

[6] ELMAN M J，AIELLO L P，BECK R W，et al. Randomized trial evaluating ranibizumab plus prompt or deferred laser or triamcinolone plus prompt laser for diabetic macular edema[J]. Ophthalmology，2010，117：1064-1077.

[7] WELLS J A，GLASSMAN A R，AYALA A R，et al. Aflibercept，bevacizumab，or ranibizumab for diabetic macular edema. N Engl J Med，2015，372：1193–1203.

[8] SORRENTINO F S, BONIFAZZI C, PARMEGGIANI F. Diabetic macular edema: Safe and effective treatment with intravitreal triamcinolone acetonide (Taioftal) [J]. PLoS One, 2021 Oct 1, 16 (10): e0257695.

[9] SCHMIDT-ERFURTH U, GARCIA-ARUMI J, BANDELLO F, et al. Guidelines for the Management of Diabetic Macular Edema by the European Society of Retina Specialists (EURETINA) [J]. Ophthalmologica, 2017, 237: 185–222.

[10] TOMITA Y, LEE D, TSUBOTA K, et al. Updates on the Current Treatments for Diabetic Retinopathy and Possibility of Future Oral Therapy[J]. Clin Med, 2021 Oct 12, 10 (20): 4666.

[11] LIM L L, MORRISON J L, CONSTANTINOU M, et al. Diabetic Macular Edema at the time of Cataract Surgery trial: a prospective, randomized clinical trial of intravitreous bevacizumab versus triamcinolone in patients with diabetic macular oedema at the time of cataract surgery-preliminary 6 month results[J]. Clinical & Experimental Ophthalmology, 2016, 44: 233-242.

[12] PANOZZO G A, GUSSON E, PANOZZO G, et al. Dexamethasone Intravitreal Implant at the Time of Cataract Surgery in Eyes with Diabetic Macular Edema[J]. European Journal of Ophthalmology, 2016, 27: 433-437.

[13] WANG J, JIANG P F, LIU M, et al. Efficacy of intravitreal injection of conbercept on non-proliferative diabetic retinopathy: a retrospective study[J]. J Int Med Res, 2020, 48 (4): 300060519893176.

[14] GROSS J G, GLASSMAN A R, JAMPOL L M, et al. Panretinal Photocoagulation vs Intravitreous Ranibizumab for Proliferative Diabetic Retinopathy: A Randomized Clinical Trial[J]. Jama, 2015, 314: 2137-2146.

[15] SUN J K, GLASSMAN A R, BEAULIEU W T, et al. Rationale and Application of the Protocol S Anti-Vascular Endothelial Growth Factor Algorithm for Proliferative Diabetic Retinopathy[J]. Ophthalmology, 2019, 126 (1): 87-95.

[16] SIVAPRASAD S, PREVOST A T, VASCONCELOS J C, et al. Clinical efficacy of intravitreal aflibercept versus panretinal photocoagulation for best corrected visual acuity in patients with proliferative diabetic retinopathy at 52 weeks (CLARITY): a multicentre, single-blinded, randomised, controlled, phase 2b, non-inferiority trial[J]. Lancet, 2017, 389 (10085): 2193-2203.

[17] AIELLO L P, BECK R W, BRESSLER N M, et al. Rationale for the diabetic retinopathy clinical research network treatment protocol for center-involved diabetic macular edema[J]. Ophthalmology, 2011, 118（12）: e5-e14.

[18] GROSS J G, GLASSMAN A R, LIU D, et al. Five-Year Outcomes of Panretinal Photocoagulation vs. Intravitreous Ranibizumab for Proliferative Diabetic Retinopathy: A Randomized Clinical Trial[J]. JAMA Ophthalmol, 2018, 136: 1138-1148.

[19] SIVAPRASAD S, HYKIN P, PREVOST A T, et al. Intravitreal aflibercept compared with panretinal photocoagulation for proliferative diabetic retinopathy: the CLARITY non-inferiority RCT[J]. NIHR Journals Library: Southampton（UK）, 2018.

[20] WIRKKALA J, BLOIGU R, HAUTALA N M, et al. Intravitreal bevacizumab improves the clearance of vitreous haemorrhage and visual outcomes in patients with proliferative diabetic retinopathy[J]. MJ Open Ophthalmol, 2019, 4（1）: e000390.

[21] OBEID A, SU D, PATEL S N, et al. Outcomes of Eyes Lost to Follow-up with Proliferative Diabetic Retinopathy That Received Panretinal Photocoagulation versus Intravitreal Anti-Vascular Endothelial Growth Factor[J]. Ophthalmology, 2019, 126: 407-413.

[22] PARIKH R N, TRABAND A, KOLOMEYER A M, et al. Intravitreal bevacizumab for the treatment of vitreous hemorrhage due to proliferative diabetic retinopathy[J]. Am J Ophthalmol, 2017, 176: 194-202.

[23] SIMUNOVIC M P, MABERLEY D A. Anti-vascular endothelial growth factor therapy for proliferative diabetic retinopathy: a systematic review and meta-analysis[J]. Retina, 2015, 35: 1931-1942.

[24] ZHANG Z H, LIU H Y, HERNANDEZ-DA MOTA S E, et al. Vitrectomy with or without preoperative intravitreal bevacizumab for proliferative diabetic retinopathy: a meta-analysis of randomized controlled trials[J]. Am J Ophthalmol, 2013, 156: 106-115.

[25] CHEN H J, WANG C G, DOU H L, et al. Effect of intravitreal ranibizumab pretreatment on vitrectomy in young patients with proliferative diabetic retinopathy[J]. Ann Palliat Med, 2020, 9（1）: 82-89.

[26] RUSSO A, LONGO A, AVITABILE T, et al. Incidence and Risk Factors for Tractional Macular

Detachment after Anti-Vascular Endothelial Growth Factor Agent Pretreatment before Vitrectomy for Complicated Proliferative Diabetic Retinopathy[J]. J Clin Med, 2019, 8: 1960.

[27] AREVALO J F, MAIA M, FLYNN H W, et al. Tractional retinal detachment following intravitreal bevacizumab（Avastin）in patients with severe proliferative diabetic retinopathy[J]. Br J Ophthalmol, 2008, 92: 213-216.

[28] VAN GEEST R J, LESNIK-OBERSTEIN S Y, TAN H S, et al. A shift in the balance of vascular endothelial growth factor and connective tissue growth factor by bevacizumab causes the angiofibrotic switch in proliferative diabetic retinopathy[J]. Br J Ophthalmol, 2012, 96: 587-590.

[29] ZHAO X Y, XIA S, CHEN Y X. Antivascular endothelial growth factor agents pretreatment before vitrectomy for complicated proliferative diabetic retinopathy: a meta-analysis of randomised controlled trials[J]. Br J Ophthalmol, 2018, 102: 1077-1085.

[30] CEKIC O, BATMAN C. Peripheral retinal cryotherapy for postvitrectomy diabetic vitreous hemorrhage in phakic patients[J]. Am J Ophthalmol, 1999, 127: 740-741.

[31] TOLENTINO F I, CAJITA V N, GANCAYCO T, et al. Vitreous hemorrhage after closed vitrectomy for proliferative diabetic retinopathy[J]. Ophthalmology, 1989, 96: 1495-1500.

[32] SCHACHAT A P, OYAKAWA R T, MICHELS R G, et al. Complications of vitreous surgery for diabetic retinopathy. II . Postoperative complications[J]. Ophthalmology, 1983, 90: 522-530.

[33] AHN J, WOO S J, CHUNG H, et al. The effect of adjunctive intravitreal bevacizumab for preventing postvitrectomy hemorrhage in proliferative diabetic retinopathy[J]. Ophthalmology, 2011, 118: 2218-2226.

[34] NOVAK M A, RICE T A, MICHELS R G, et al. Vitreous hemorrhage after vitrectomy for diabetic retinopathy[J]. Ophthalmology, 1984, 91: 1485-1489.

[35] LIANG X, ZHANG Y. WANG J X, et al. Intravitreal ranibizumab injection at the end of vitrectomy for diabetic vitreous hemorrhage（Observational Study）[J]. Medicine（Baltimore）, 2019, 98（20）: e15735.

[36] GILLIES M C, KUZNIARZ M, CRAIG J, et al. Intravitreal triamcinolone-induced elevated intraocular pressure is associated with the development of posterior subcapsular cataract[J]. Ophthalmology, 2005, 112: 139-143.

[37] YUKSEL-ELGIN C，ELGIN C. Intraocular pressure elevation after intravitreal triamcinolone acetonide injection：a meta-analysis[J]. Int J Ophthalmol，2016，9：139-144.

[38] BOYER D S，FABER D，GUPTA S，et al. Dexamethasone intravitreal implant for treatment of diabetic macular edema in vitrectomized patients[J]. Retina，2011，31：915-923.

[39] MEIRELES A，GOLDSMITH C，EI-GHRABLY I，et al. Efficacy of 0.2 μg/day fluocinolone acetonide implant（ILUVIEN）in eyes with diabetic macular edema and prior vitrectomy[J]. Eye（Lond），2017，31（5）：684-690.

[40] INAGAKI K，HAMADA M，OHKOSHI K. Minimally invasive laser treatment combined with intravitreal injection of anti-vascular endothelial growth factor for diabetic macular oedema[J]. Sci Rep，2019，9（1）：7585.

[41] SAMEEN M，KHAN M S，MUKHTAR A，et al. Efficacy of intravitreal bevacizumab combined with pan retinal photocoagulation versus panretinal photocoagulation alone in treatment of proliferative diabetic retinopathy[J]. Pak J Med Sci，2017，33：142-145.

第十二章
早产儿视网膜病变的眼内用药

第一节　概述

早产儿视网膜病变（retinopathy of prematurity，ROP）是一种视网膜血管增生性疾病，主要发生于未足月出生的低体重儿，如未及时治疗可严重影响患儿视功能，部分可引起患儿失明。患儿出生时视网膜血管尚未完全发育，出生后在发育过程中视网膜新生血管形成及纤维组织增生，血管生长进入玻璃体而不是视网膜中，最终造成增生性玻璃体视网膜病变。

ROP 的发病机制未完全明确，目前公认的是，在 ROP 的发生、发展过程中视网膜新生血管发挥着重要的作用。早产儿视网膜血管尚未发育完全是 ROP 的发病基础，而氧含量的波动与 ROP 病变的发展密切相关。此外，周边视网膜大量无灌注区引起视网膜缺氧会诱导多种促血管生成因子［如血管内皮生长因子（VEGF）、胎盘生长因子（PGF）、胰岛素样生长因子 I（IGF- I）、促红细胞生成素（EPO）等］的释放，进而导致视网膜产生大量新生血管。值得关注的是，抑制促血管生成因子会产生视网膜无血管区，进而刺激视网膜新生血管的产生。而使用促血管生成因子可以减少视网膜无灌注区并抑制视网膜新生血管增生。综上表明，还有其他机制，如氧化应激等参与了 ROP 的发生和发展。

（1）为评估 ROP 的病变范围，对眼底进行以下分区。

I 区：以视盘为中心，视盘至黄斑中心凹 2 倍距离为半径的圆形范围。

II 区：I 区以外，以视盘到鼻侧锯齿缘为半径的圆形范围。

Ⅲ区：Ⅱ区以外所剩余的颞侧视网膜新月形区域。

如果视网膜病变发生在Ⅰ区，说明视网膜发育很不完全，病变较重，预后较差；如果视网膜病变只发生在Ⅲ区，说明视网膜病变的范围较小。

（2）根据病变的严重程度，ROP 分为下列 5 期（表 12-1）。

表 12-1 ROP 分期

分期	表现
1 期	有血管和无血管分界处出现清晰的分界线
2 期	分界线处嵴样隆起
3 期	嵴处纤维血管膜增生伸向玻璃体
4 期	纤维血管膜牵拉部分视网膜脱离
	4A：未累及中心凹；4B：累及中心凹
5 期	全视网膜脱离

（3）另外，为了便于治疗的管理，根据有无后极部的附加病变（Plus 病变）及附加病变的严重程度，ROP 又进行了以下分类（表 12-2）。

表 12-2 根据有无后极部附加病变的 ROP 分类

附加病变 （Plus 病变，用 "+" 表示）	后极部血管充分扩张和迂曲至少侵及 2 个象限
前附加病变（前 Plus 病）	指后极部视网膜血管尚未达到 Plus 病变血管异常的程度，但已有较异常的血管扩张和迂曲，随时间进展有可能达到明显的 Plus 病变
急进型 ROP （aggressive ROP， A-ROP）	病变位置靠后有显著的 Plus 病变，可有适度增生性视网膜病变。早期后极部 4 个象限内显示血管扩张、迂曲，在视网膜内血管之间可发生短路，小动脉与静脉因血管扩张而不易区分。最常见于Ⅰ区，但也可见于Ⅱ区的后部，病变进展很快。病变不依常规由 ROP 1 期向 2 期和 3 期发展，病变呈圆周形扩展，在有血管区与无血管区分界处可有出血

（4）随着对病变认识的加深，研究重点转向筛查和早期治疗，引入以下新的分型（表 12-3）。

表 12-3 ROP 新的分型

阈值病变	Ⅰ区或Ⅱ区的 3 期病变，范围达 5 个连续钟点合并 Plus 病变
	Ⅰ区或Ⅱ区的 3 期病变，范围累积达 8 个钟点合并 Plus 病变
阈值前病变	Ⅰ区的任何病变
	Ⅱ区 2 期合并 Plus 病变
	Ⅱ区 3 期
Type 1 型	Ⅰ区各期伴附加病变
	Ⅰ区 3 期不合并附加病变
	Ⅱ区 2 期或 3 期伴附加病变
	急进型 ROP
Type 2 型	Ⅰ区 1 期、2 期不合并附加病变
	Ⅱ区 3 期不合并附加病变

第二节 治疗原则

对有发生 ROP 风险的早产儿、低体重儿，应在出生后早期进行眼科排查，及时发现和治疗。ROP 的治疗原则：对于 1～2 期的 ROP 患儿，由于大部分病例可自然退变，密切观察即可。一旦发现 3 期病变，应立即采取相应治疗措施。

（1）玻璃体腔注射抗 VEGF 药物　抗 VEGF 药物可以有效地抑制 ROP 眼的新生血管形成，并使已生成的新生血管退化及减轻视网膜血管的迂曲扩张。此外，抗 VEGF 药物治疗后周边视网膜血管可以继续发育，而激光光凝治疗则造成了周边视网膜不可逆的破坏。

（2）激光或冷凝　对于Ⅱ期非后部的 ROP，激光仍是治疗首选。冷凝主要适用于无激光光凝设备的单位，或屈光介质混浊无法行激光光凝者。

（3）手术治疗　适应证为 ROP 4 期及 5 期，或者Ⅰ区伴有进展明显的增生膜、眼底出血，可考虑行手术治疗。对于 4 期及开漏斗的 ROP 5 期且玻璃体牵拉较轻的患者，多使用巩膜扣带术同时对无血管区进行冷凝或光凝。对于有显著玻璃体牵拉的 4 期、5 期或急进型 ROP，可行玻璃体手术治疗。

第三节　眼内用药治疗方案

一、适应证

Type 1 型 ROP：Ⅰ区 1 期 +、2 期 +、3 期 + 和 3 期病变，Ⅱ区 2 期 +/3 期 +，以及 A-ROP，均推荐抗 VEGF 药物治疗（"+"代表 plus 病变）。

二、禁忌证

（1）已合并早期纤维增生和玻璃体腔积血的患儿，抗 VEGF 药物注射后可能发生环形纤维增生。因此，不推荐使用抗 VEGF 药物用于治疗 ROP 4 期和 5 期病变，除非想尽快降低患眼活动性的新生血管，以便手术干预。

（2）急性结膜炎或其他眼表感染性疾病患儿及新生儿泪囊炎要积极控制感染，感染控制后方可进行。

（3）前房变浅和虹膜后粘连常预示已发生 4 期或 5 期病变，如需抗 VEGF 药物治疗，用于减少活动性新生血管并减轻术中、术后出血，则要注意进针部位和方向，应选择短针头（4 mm）睫状突部位进针。此时患儿眼球还未发育至成人水平，故具体位置需要根据具体情况而定，多数位于角膜缘后 0.75～1 mm；且因虹膜后粘连导致瞳孔无法散大，进针后无法看清针头位置，故进针时针头需时刻保持垂直于眼球壁，避免损伤晶状体及其他眼内组织。

三、药物选择及使用剂量

（1）雷珠单抗　是目前 ROP 主要使用的抗 VEGF 药物。雷珠单抗报道的使用剂量有 0.1 mg、0.15 mg、0.2 mg。一项关于雷珠单抗对比激光治疗 ROP 的前瞻性随机分层的多中心研究结果显示，0.2 mg 雷珠单抗治疗对比 0.1 mg 雷珠单抗和激光治疗，疗效显著且发生不良眼部结果者较少。依据国内现有雷珠单抗剂型，建议的剂量是 0.25 mg/0.025 mL。

（2）阿柏西普　阿柏西普 1 mg/0.025 mL 治疗高危阈值前 1 型 ROP 安全有效。

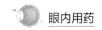

对阿柏西普和雷珠单抗治疗 ROP 的疗效进行比较，结果显示，两种抗 VEGF 药物均能有效治疗 ROP，但阿柏西普组的复发率更低、复发间隔时间更长。

（3）康柏西普　康柏西普 0.15 mg/0.015 mL 治疗 ROP 2+/3+ 有效。使用康柏西普和雷珠单抗进行对比研究，发现与雷珠单抗对比，康柏西普患儿复发率更低，其中 A-ROP 和 I 区 ROP 的复发间隔时间长。目前，对于融合蛋白类药物的治疗剂量并没有统一共识。

总之，抗 VEGF 药物的使用极大地影响了 ROP 的治疗过程。尤其对于 Type 1 型和 A-ROP，抗 VEGF 注射不仅与激光疗效相同，而且更加安全；并发现单眼注射抗 VEGF 药物治疗 ROP，还可以缓解对侧未治疗眼的病情，但具体机制还有待研究。不过同时有研究显示，抗 VEGF 治疗后 ROP 的复发率高于激光。目前，将有效治疗后 ROP 病情进展且需要再次治疗的情况定义为复发 ROP。因此，对于抗 VEGF 药物的使用剂量、安全性、并发症及复发率等，还需要大样本的研究探讨。

四、与抗 VEGF 药物相关的并发症

1.加速视网膜牵拉

ROP 眼抗 VEGF 药物注射后视网膜细胞可通过上调转化生长因子 β_2、结缔组织生长因子等细胞因子的表达，加速纤维血管膜的形成，进而有发生牵引性视网膜脱离的风险。因此，注药后应进行密切随访，严禁将玻璃体腔注药作为 ROP 的预防性治疗。

2.延缓视网膜发育

VEGF 对于维持视网膜血管的发育具有重要作用。VEGF 抑制剂可能通过抑制生理性的视网膜血管发育延缓正常视网膜的发育。

3.认知障碍

VEGF 对于神经元和神经胶质细胞的正常发育有重要影响。在一项回顾性研究中发现，使用贝伐珠单抗的患儿认知评分低于使用激光治疗的患儿，且体质更弱。但也有报道使用抗 VEGF 的患儿在语言、行动及认知水平上无明显差异。

4.影响身体其他器官发育

VEGF 对于肾脏和肺部的发育也十分重要。早产儿眼内局部注射 0.625 mg 的贝

伐珠单抗后，系统性 VEGF 水平随之降低，并可持续 2 个月。抑制 VEGF 可能影响早产儿的器官发育。

5. 可能增加高血压和血管并发症

成年人使用抗 VEGF 治疗会增加高血压和血管并发症的发生率。但是，此并发症对于早产儿很难进行判断。

第四节　眼内用药的疗效和后续治疗

眼内注药后首次眼底检查可在治疗后 3 ～ 7 天进行，观察嵴和附加病变是否改善。重复用药指征：①嵴复发或加重；②附加病变复发或加重。但重复眼内注射以不超过 3 次为宜。眼内用药后，根据病变对药物的反应情况，可联合进行其他治疗。已行抗 VEGF 药物治疗后，仍有未退行的视网膜新生血管时，可在视网膜新生血管临近的视网膜无血管区进行局部激光光凝治疗。

（王颖）

参考文献

[1] HARTNETT M E. Advances in understanding and management of retinopathy of prematurity[J]. Surv Ophthalmol，2017，62（3）：257-276.

[2] 海峡两岸医药卫生交流协会眼科专业委员会小儿视网膜学组，中华医学会眼科学分会眼底病学组 . 早产儿视网膜病变玻璃体腔注射抗血管内皮生长因子药物治疗的专家共识 [J]. 中华眼底病杂志，2021，37（11）：836-840.

[3] BECK K D，RAHMAN E Z，ELLS A，et al. SAFER-ROP：Updated Protocol for Anti-VEGF Injections for Retinopathy of Prematurity[J]. Ophthalmic Surg Lasers Imaging Retina，2020，51（7）：402-406.

[4] WANG S D，ZHANG G M. Laser therapy versus intravitreal injection of anti-VEGF agents in monotherapy of ROP：a Meta-analysis[J]. Int J Ophthalmol，2020，13（5）：806-815.

[5] ZHANG M H，BLAIR M P，HAM S A，et al. Two-Year Outcomes Comparing Anti-VEGF

Injections to Laser for ROP Using a Commercial Claims Database[J]. Ophthalmic Surg Lasers Imaging Retina, 2020, 51（9）: 486-493.

[6] TRAN K D, CERNICHIARO-ESPINOSA L A, BERROCAL A M. Management of Retinopathy of Prematurity--Use of Anti-VEGF Therapy[J]. Asia Pac J Ophthalmol（Phila）, 2018, 7（1）: 56-62.

[7] LIEGL R, HELLSTROM A, SMITH L E. Retinopathy of prematurity: the need for prevention[J]. Eye and Brain, 2016, 8: 91-102.

[8] 中华医学会儿科学分会眼科学组.早产儿视网膜病变治疗规范专家共识[J].中华眼底病杂志, 2022, 38（1）: 10-13.

第十三章
新生血管性青光眼的眼内用药

第一节　概述

新生血管性青光眼（neovascular glaucoma，NVG）是一种由于视网膜血管灌注减少，引起视网膜缺血和缺氧，破坏了促血管生成因子和抗血管生成因子之间的平衡，从而刺激异常位置的异常血管形成，最终导致虹膜和前房角新生血管，房水引流受阻，眼内压升高的继发性青光眼。

NVG 的发病率因视网膜缺血的病因而异。目前报道本病的发病率分别为：视网膜中央静脉阻塞（central retinal vein occlusion，CRVO）16%、增殖性糖尿病视网膜病变（proliferative diabetic retinopathy，PDR）21.3%、视网膜中央动脉阻塞（central retinal artery occlusion，CRAO）14.5%、眼部缺血综合征（ocular ischemic syndrome，OIS）12.9%。

眼内主要的促血管生成因子 VEGF 是由视网膜中的多种细胞（Muller 细胞、视网膜色素上皮细胞、周细胞和神经节细胞）及无色素睫状体上皮细胞产生的，是新生血管性青光眼发生过程中的主要诱发因素。视网膜缺血已被证明可以上调 VEGF 的表达，从而引发血管生成信号级联反应，促进虹膜和前房角的新生血管形成。另外，当视网膜处于缺血、缺氧状态时，来自房水的氧气可向后扩散，以弥补视网膜氧供应的不足，这样可导致虹膜的相对缺氧。这时，无色素睫状上皮细胞成了 VEGF 合成的重要部位，促进虹膜新生血管（iris neovascularization，INV）及房角新生血管（angle neovascularization，ANV）的产生。在生理状态下，眼组织还可产生抑制新生血管形成的物质——血管抑制因子，该因子可能来源于玻璃体和晶状体。在玻璃体切除术和晶状体摘除术后，除来源于玻璃体和晶状体的血管抑制因子减少外，眼前节的氧气可以通过扩散轻松到达缺血的视网膜，并引起快速和严重的虹膜缺氧，出现虹膜红变，使患者发生 NVG 的风险增高。房角新生血管的产生，阻碍了小梁网对房水的引流，导致眼内压升高。如果不及时治疗，房角新生血管的纤维增生与收缩使房角关闭，可迅速进展为继发性闭角型青光眼。

新生血管性青光眼可分为三期（表 13-1）：虹膜红变期、继发性开角型青光眼期和继发性闭角型青光眼期。

表 13-1　新生血管性青光眼的分期

分期	虹膜红变期	继发性开角型青光眼期	继发性闭角型青光眼期
临床特征	微小的新生血管簇通常首先出现在瞳孔边缘，以不规则的方式在虹膜表面生长，较少穿过巩膜突分布在房角的小梁网	虹膜前表面和房角的纤维血管膜形成，阻塞小梁网，并以开角的方式阻碍房水流出	纤维血管膜收缩将虹膜拉向小梁网，形成周边前粘连
虹膜新生血管	存在	明显	明显，伴色素膜外翻
房角镜	可能存在开放性 NVA，伴或不伴 NVI	开放的房角，NVA 可见或不可见	闭合的房角，NVA 通常不可见
眼内压	正常	升高	升高
预后	预后好	及时干预，预后好	通常需要干预

第二节　治疗原则

NVG 的治疗包括 3 个主要方面：抑制新生血管、减少缺血驱动和治疗眼内压升高。

（1）玻璃体腔注射抗 VEGF 药物以抑制虹膜新生血管和房角新生血管。

（2）治疗引起视网膜缺血的原发病，以减少促血管生成因子的生成；行患眼的全视网膜光凝术，减少后极部需氧量和血管生成驱动。

（3）控制 IOP 及控制炎症。

从新生血管性青光眼前期到疾病进展和房角病变发生，抗 VEGF 注射、抗青光眼药物和抗青光眼手术的组合治疗，贯穿新生血管性青光眼治疗的整个过程。

VEGF 是新生血管形成的主要致病因子。随着抗 VEGF 药物的引入，治疗模式也发生了根本性的变化，抗 VEGF 治疗有望在 NVG 治疗中发挥重要作用。不同时期的新生血管性青光眼都可以采用玻璃体腔注射抗 VEGF 药物以对抗眼内 VEGF 的生成，促进已有新生血管的快速消退，不同程度地开放房角和降低 IOP。

只要视网膜缺血是 NVG 的病因，PRP 就仍是目前重要的治疗方法。PRP 不仅适用于初始虹膜红变，也适用于 NVG 伴房角粘连的晚期。

抗 VEGF 药物与其他治疗方法的组合可用于新生血管性青光眼的不同阶段。在 NVA 的早期，使用抗 VEGF 药物可以防止晚期并发症，如房角粘连。在晚期，使用抗 VEGF 药物可以减少血管生成相关效应，如渗漏和炎症，有助于控制血管生成并改善对进一步创伤性治疗的反应，从而更好地控制眼内压。在虹膜红变的早期，治疗越早，控制血管生成的机会就越大。在严重的虹膜红变病例中，这种疗法可以与其他常规治疗相结合，以降低 IOP 并具有更好的疼痛控制（表 13-2）。

表 13-2　新生血管性青光眼的治疗

分　期	眼部特征	治　疗			
		PRP	抗 VEGF 药物	抗青光眼药物	抗青光眼手术
Ⅰ 期	虹膜红变	+	+	−	−
Ⅱ 期	继发性开角型青光眼	+	+	+	+/−
Ⅲ 期	继发性闭角型青光眼	+	+	+	+

第三节　眼内用药方案

对于 NVG Ⅰ期和Ⅱ期，可先行眼内抗 VEGF 药物注射，然后尽早完成 PRP。对于Ⅲ期，最重要的任务是为抗青光眼手术创造一个安全的时间窗口，也是先行眼内抗 VEGF 注射，然后尽早行抗青光眼手术。

尽管对新生血管性青光眼行抗 VEGF 药物的前房内注射和玻璃体腔注射都可以

使虹膜及房角的新生血管消退，但由于前房内注射药物可以直接到达虹膜和房角并作用于该区域的新生血管，并且前房中抗 VEGF 药物的局部浓度高于玻璃体腔注射，因此，前房内注射的起效更快，有更好的 IOP 控制和 NVI 回归。并且，没有发现前房内注射对角膜内皮和晶状体的任何毒性反应，可以在晚期特别是在Ⅲ期患者中进行前房内注射，以达到房水中抗 VEGF 药物的高浓度。研究结果显示如下。

对于Ⅰ期患者，所有 NVI 在注射后 1 天消退，然后开始 PRP，没有 NVI 复发。

对于Ⅱ期患者，前房注射组中，所有 NVI 在注射后 1 天均消退。但在玻璃体腔注射组中，部分眼睛在注射后 1 天 NVI 仍然存在，并可持续到 1 周后。完成 PRP 后，剩余的 NVI 在 1 个月时消失。

对于Ⅲ期患者，前房注射组中，81% NVI 第 1 天完全消退；但在玻璃体腔注射组中，只有 40% NVI 第 1 天完全消退，直到注射后第 2 天，60% 的眼存在残留的 NVI。由于Ⅲ期患者中玻璃体腔注射组 IOP 控制失败，所有眼睛在注射后第 2 天均使用丝裂霉素 C 进行小梁切除术，以免高 IOP 对视神经的持续损害。

抗 VEGF 药物的眼内注射是一种非常简单的操作，目前所有的抗 VEGF 药物，如雷珠单抗、阿柏西普、康柏西普，都可以按常规剂量进行前房或玻璃体腔注射。接受治疗的眼在 48 小时内虹膜和房角的新生血管都明显消退。在前房内注射后作用持续约 4 周，在玻璃体腔注射后作用持续约 6～8 周。

尽管单纯抗 VEGF 药物治疗能有效地减少 NVI 和 NVA，但这并不是新生血管性青光眼的根本性治疗方法。药物的作用持续数周后，新生血管可再次产生。如果没有后续有效的 PRP，NVI 及 NVA 还会再次出现。因此，应尽早进行后续治疗。

第四节　眼内用药的后续治疗

仅使用抗 VEGF 药物并不能改变作为主要原因的视网膜缺血，如果不针对视网膜缺血进行治疗，NV 的复发是不可避免的。抗 VEGF 治疗以减少 VEGF 的产生，减缓新生血管的进一步发展，有助于延长治疗窗口，为伴随的其他治疗方法（如 PRP）留出了时间；NVI 的消退，消除了扩瞳时可能因为牵拉新生血管产生的前房出血，为 PRP 扩大了空间，有利于 PRP 的完成。

不同时期的新生血管性青光眼的后续治疗方式也有所不同。

（1）青光眼前期 已有虹膜新生血管，但房角开放、眼内压不高，抗 VEGF 药物眼内注射后，尽快完成 PRP，则可避免新生血管性青光眼的发展及视力的继续下降。

（2）继发性开角型青光眼期 此时 NVA 已经产生，房水流出阻力增大，眼内压升高，形成了青光眼。尽管房角开放，抗 VEGF 药物眼内注射后 NVA 消退，也及时进行了有效的 PRP，因为纤维化的新生血管对房水流出通道的影响，眼内压仍有可能不能降低到正常范围。并且，抗 VEGF 药物的作用是暂时的，只能持续 4～6 周，不能使房角的纤维血管膜完全萎缩。在新生血管消退后，房角在前房镜检查中可呈开放状态，但可以看到透明且倾向于形成粘连而导致房角闭合的鬼影血管。这时可根据需要给予抗青光眼药物以降低眼内压，必要时应考虑行抗青光眼手术。

（3）继发性闭角型青光眼期 由于病情的进展，膜样新生血管的增生牵引，导致房角关闭，房水的流出通道完全阻断，眼内压持续性升高。此时患眼往往有明显的角膜水肿，上皮水疱形成，眼红、眼痛明显。此时行眼内抗 VEGF 药物注射后，同样能让 NVI 及 NVA 迅速消退，眼内压有所下降，角膜透明后，应尽快完成 PRP。但由于房角关闭，PRP 后眼内压仍高，如果降眼内压药物仍不能有效降压，需要行抗青光眼手术。

（4）无论新生血管性青光眼是开角型还是闭角型，如果患者同时伴有白内障、玻璃体混浊，可在注射抗 VEGF 药物后，行玻璃体切除及白内障摘除术。术中可通过睫状体扁平部切口进行 360° 近锯齿缘的全视网膜光凝治疗，因为即使残留相对较小的视网膜缺血区域，也可能导致 NVG 的进展。并且，术中这种完全的 PRP，在间接检眼镜下或在裂隙灯下都是极具挑战性或不可能的。另外，术中可同时行部分睫状体光凝术，减少睫状体房水的分泌，有直接降低眼内压的效果，有时无须其他滤过手术。

由于房角新生血管的存在，以往手术治疗的继发性新生血管性青光眼（NVG）中，50%～55% 的病例伴随出血性并发症，导致眼内压（IOP）持续升高，手术失败的风险增加。因此，术前行抗 VEGF 药物眼内注射，可减轻炎症和减少新生血管形成，有助于改善手术结果。首先，抗 VEGF 药物本身对 NVG 的潜在疾病过程有影响。其次，抗 VEGF 介导的前房和后房中 VEGF 浓度的降低可能有助于减少房角的新生血管形成和粘连。这将降低伤口愈合过程的炎症反应，促进抗青光眼手术的成功。

NVG 常用的手术方式包括小梁切除术、植入青光眼引流装置（glaucoma drainage device，GDD）和睫状体破坏性手术。抗 VEGF 药物眼内注射联合抗青光眼手术才会有更好的降压效果，更有可能实现手术的成功。

（刘汉生　王颖）

参考文献

[1] STRZALKOWSKI P，STRZALKOWSKA A，GÖBEL W，et al. Combined vitrectomy，near-confluent panretinal endolaser，bevacizumab and cyclophotocoagulation for neovascular glaucoma - a retrospective interventional case series[J]. F1000Res，2020，9：1236.

[2] AIELLO L P，AVERY R L，ARRIGG P G，et al. Vascular endothelial growth factor in ocular fluid of patients with diabetic retinopathy and other retinal disorders[J]. New Engl J Med，1994，331：1480-1487.

[3] CHALAM K V，BRAR V S，MURTHY R K. Human ciliary epithelium as a source of synthesis and secretion of vascular endothelial growth factor in neovascular glaucoma[J]. JAMA Ophthalmol，2014，132：1350-1354.

[4] ALLINGHAM R R，SHIELDS M B. Shields Textbook of Glaucoma[M]. 6th. Philadelphia，PA：Lippincott Williams & Wilkins，2011.

[5] WEISS D，GOLD D. Neofibrovascularization of iris and anterior chamber angle：A clinical classification[J]. Ann Ophthalmol，1978，10：488-491.

[6] SOOHOO J R，SEIBOLD L K，KAHOOKM Y.Recent advances in the management of neovascular glaucoma[J]. Semin Ophthalmol，2013，28（3）：165-172.

[7] SENTHIL S，DADA T，DAS T，et al. Neovascular glaucoma - A review[J]. Indian Journal of Ophtalmology，2021，69（3）：525-534.

[8] BAI L，WANG Y，LIU X，et al. The Optimization of an Anti-VEGF Therapeutic Regimen for Neovascular Glaucoma[J]. Front Med（Lausanne），2022，8：766032.

[9]　KROHNE T U，ETER N，HOLZ F G，et al. Intraocular pharmacokinetics of bevacizumab after a single intravitreal injection in humans[J]. Am J Ophthalmol，2008，146（4）：508-512.

[10]　OLMOS L C，SAYED M S，MORACZEWSKI A L，et al. Long-term outcomes of neovascular glaucoma treated with and without intravitreal bevacizumab[J]. Eye，2016，30：463-472.

[11]　HWANG H B，LEE N Y. Effect of anti-vascular endothelial growth factor on the surgical outcome of neovascular glaucoma：An overview and meta-analysis.Medicine（Baltimore），2021，100（39）：e27326.

[12]　TANIHARA H，AIHARA M，INATANI M，et al. The Japan glaucoma society guidelines for glaucoma[J]. Nippon Ganka Gakkai Zasshi，2018，122：5-53.

第十四章
特发性 CNV 的眼内用药

第一节　概述

　　脉络膜新生血管（choroidal neovascularization，CNV）是许多眼底病的一个共性病理改变。在老年人中，CNV 最常见于湿性老年性黄斑变性（wAMD）；在年轻人（＜50 岁）中，CNV 可以由病理性近视、血管样条纹、眼组织胞浆菌病、炎症、外伤或遗传性疾病等引起。当一个年轻人发生 CNV，又没有明显的眼部或全身性疾病，这种病因不明的 CNV 被称为特发性 CNV（idiopathic choroidal neovascularization，ICNV）。因此，确定是否为 ICNV 要充分排除其他可能导致 CNV 的病因，其实是一种排除性诊断。与 wAMD 相比，ICNV 的视力预后相对较好。ICNV 可以有多种临床表现，其疾病进程难以预测，往往会显著影响工作年龄段患者的生活和工作能力。

　　ICNV 多单眼发病，患者常主诉视力下降和（或）视物变形，眼部检查除了在黄斑区见到黄白色病灶，伴或不伴周围出血，没有其他异常。CNV 通常由脉络膜血管发出，突破 Bruch 膜从而长入视网膜下，常表现为 II 型 CNV。与其他各种 CNV 类似，FFA 检查时，CNV 有荧光素渗漏；ICGA 检查可显示 CNV 的形态和范围；OCT 检查有视网膜内、视网膜下液或 RPE 脱离；OCTA 检查可显示视网膜下团状的新生血管。

第二节 治疗原则

由于 ICNV 多表现为典型 CNV，一度被认为非常适合 PDT 治疗，不少临床试验证实了其用于治疗 ICNV 的安全性和有效性。然而 PDT 治疗 ICNV 的视力结果差异却很大，尤其是 PDT 治疗可能损伤 RPE 和脉络膜血管丛，从而引发了对其安全性的质疑。当抗 VEGF 药物出现以后，多个研究表明，玻璃体腔注射雷珠单抗治疗 ICNV 在提高视力、降低中心视网膜厚度（central retinal thickness，CRT）方面均优于 PDT。目前，抗 VEGF 已经成为 ICNV 的一线治疗。

总体而言，治疗原则是早期发现并积极抗 VEGF 治疗，早期预后较好。如果发现较迟，CNV 面积已经比较大才开始治疗，视力预后往往较差。

第三节 眼内用药的时机和方案

ICNV 的临床表现差异很大，对抗 VEGF 治疗的反应差异也很大。目前，关于 ICNV 治疗的抗 VEGF 药物，报道较多的主要是贝伐珠单抗和雷珠单抗，多数研究认为两者作用相当。有研究随访了 24 个月后认为雷珠单抗在长期降低 CRT 上效果优于贝伐珠单抗。阿柏西普和康柏西普用于 ICNV 的报道虽然不多，但效果也令人满意。在国内，目前只有雷珠单抗的说明书中列有此适应证，其他用于 ICNV 的各种药物均为超说明书用药。

在临床上，一般选择雷珠单抗 0.5 mg 玻璃体腔注射。

与 wAMD 等的 CNV 不同，大多数的 ICNV 患者对抗 VEGF 治疗反应良好，首次治疗后视力可以提高，视网膜水肿可以完全吸收并长期维持，但也有少数患者的 ICNV 可能长期存在，甚至视力进行性下降，从而需要重复注射。对 ICNV 进行 1 次抗 VEGF 注射后，ICNV 消退的比例在不同的研究中相差甚远，最高显示在 40%～47%。也有报道 7 例患者全部需要重复注射，平均注射针数为 2.7，这与该研究样本量太少有关。另外一项包含了 37 只眼的研究中，有 10.8% 的 ICNV 在 1 次注射后完全吸收。在一项非 wAMD 的 CNV 的治疗研究中，有学者比较了每月注射雷

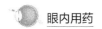

珠单抗和前 3 个月每月注射雷珠单抗以后 PRN 的两种方案，发现两种效果相当，使用 PRN 方案的可以减少 37% 的注射。

对 ICNV，常用的治疗方案如下。

1+PRN 方案：第 1 个月注射 1 次抗 VEGF 药物，此后每月随访，按需给药。

3+PRN 方案：前 3 个月每月注射 1 次抗 VEGF 药物，此后每月随访，按需给药。

3+T&E 方案：至少连续 3 个月每月抗 VEGF 治疗后，如病情稳定，随访时间延长 2 周，再进行抗 VEGF 注射。如病情继续稳定，可以将随访时间再延长 2 周，继续注射。如病情反复，则注射后随访时间缩短 2 周，以此类推。

我们一般采用 1+PRN 的方案，重复治疗的标准一般如下。

（1）与上一次随访相比，视力下降 $\geqslant$ 5 个字母（ETDRS 视力），且视力下降不是由黄斑萎缩或视网膜下纤维化导致的，同时伴有视网膜内 / 下液。如果无法进行 ETDRS 视力检测，使用普通的对数视力表的标准：视力在 0.5 以下的，视力下降 $\geqslant$ 1 行；视力在 0.5 以上的，视力下降 $\geqslant$ 2 行。

（2）OCT 上有 CNV 活动性表现，包括了视网膜下液、黄斑水肿伴视网膜内积液、中心视网膜厚度比上一次随访增加至少 50 μm。

（3）在造影和（或）OCTA 上有 CNV 面积增加或造影上有持续性荧光素渗漏。

（4）新的或持续的黄斑下或黄斑内出血。

（张静琳）

参考文献

[1] CLEASBY G W. Idiopathic focal subretinal neovascularization[J]. Am J Ophthalmol，1976，81（5）：590-599.

[2] Krypton laser photocoagulation for idiopathic neovascular lesions. Results of a randomized clinical trial. Macular Photocoagulation Study Group[J]. Arch Ophthalmol，1990，108（6）：832-837.

[3] Argon laser photocoagulation for idiopathic neovascularization. Results of a randomized clinical trial[J]. Arch Ophthalmol，1983，101（9）：1358-1361.

[4] CHAN W M, LAM D S C, WONG T H, et al. Photodynamic therapy with verteporfin for

subfoveal idiopathic choroidal neovascularization: one-year results from a prospective case series[J]. Ophthalmology, 2003, 110（12）: 2395-2402.

[5] ZHANG H, LIU Z L, SUN P, et al. Intravitreal bevacizumab for treatment of subfoveal idiopathic choroidal neovascularization: results of a 1-year prospective trial[J]. Am J Ophthalmol, 2012, 153（2）: 300-306. e1.

[6] HO A C, YANNUZZI L A, DEROSA P J, et al. The natural history of idiopathic subfoveal choroidal neovascularization[J]. Ophthalmology, 1995, 102（5）: 782-789.

[7] SPAIDE R F, MARTIN M L, SLAKTER J, et al. Treatment of idiopathic subfoveal choroidal neovascular lesions using photodynamic therapy with verteporfin[J]. Am J Ophthalmol, 2002, 134（1）: 62-68.

[8] POSTELMANS L, PASTEELS B, COQUELET P, et al. Severe pigment epithelial alterations in the treatment area following photodynamic therapy for classic choroidal neovascularization in young females[J]. Am J Ophthalmol, 2004, 138（5）: 803-808.

[9] KANG H M, KOH H J. Intravitreal anti-vascular endothelial growth factor therapy versus photodynamic therapy for idiopathic choroidal neovascularization[J]. Am J Ophthalmol, 2013, 155（4）: 713-719, 719. e1.

[10] SHI X, WEI W, ZHANG C. Intravitreal ranibizumab therapy versus photodynamic therapy for idiopathic choroidal neovascularization: a comparative study on visual acuity, retinal and choroidal thickness[J]. Chin Med J（Engl）, 2014, 127（12）: 2279-2285.

[11] CARRENO E, MOUTRAY T, FOTIS K, et al. Phase Ⅱb clinical trial of ranibizumab for the treatment of uveitic and idiopathic choroidal neovascular membranes[J]. Br J Ophthalmol, 2016, 100（9）: 1221-1226.

[12] SUDHALKAR A, YOGI R, CHHABLANI J. Anti-vascular endothelial growth factor therapy for naïve idiopathic choroidal neovascularization: A Comparative Study[J]. Retina, 2015, 35（7）: 1368-1374.

[13] ZHOU P, YANG L, JIN X. Ranibizumab versus bevacizumab for the treatment of idiopathic choroidal neovascularization: 2-Year results[J]. Eur J Ophthalmol, 2016, 26（3）: 262-267.

[14] KODJIKIAN L, TADAYONI R, SOUIED E H, et al. Efficacy and safety of aflibercept for the treatment of idiopathic choroidal neovascularization in young patients: The intuition study[J]. Retina,

2022，42（2）：290-297.

[15] 余岚，陈长征，苏钰，等 . 玻璃体腔注射康柏西普治疗特发性脉络膜新生血管的疗效观察 [J]. 中华眼底病杂志，2016，32（1）：12-16.

[16] KIM H，LEE K，LEE C S，et al. Subfoveal choroidal thickness in idiopathic choroidal neovascularization and treatment outcomes after intravitreal bevacizumab therapy[J]. Retina，2015，35（3）：481-486.

[17] MANDAL S，GARG S，VENKATESH P，et al. Intravitreal bevacizumab for subfoveal idiopathic choroidal neovascularization[J]. Arch Ophthalmol，2007，125（11）：1487-1492.

[18] INOUE M，KADONOSONO K，WATANABE Y，et al. Results of 1-year follow-up examinations after intravitreal bevacizumab administration for idiopathic choroidal neovascularization[J]. Retina，2010，30（5）：733-738.

[19] SAURABH K，ROY R，PANIGRAHI P K，et al. Pro Re Nata Intravitreal Bevacizumab for the Treatment of Idiopathic Choroidal Neovascular Membrane[J]. Semin Ophthalmol，2016，31（5）：463-466.

[20] HEIER J S，BROWN D，CIULLA T，et al. Ranibizumab for choroidal neovascularization secondary to causes other than age-related macular degeneration：a phase I clinical trial[J]. Ophthalmology，2011，118（1）：111-118.

第十五章
近视性 CNV 的眼内用药

第一节　概述

一般把屈光度大于 –6.0D 或眼轴 ≥ 26.5 mm 的近视称为高度近视，当高度近视伴发后极部的形态改变及多种并发症时，称为病理性近视。近视性 CNV（myopic CNV，mCNV）和黄斑萎缩是导致高度近视人群视力损害的最常见并发症。mCNV 在高度近视人群中的发病率为 5% ～ 10%，自然预后极差，在其自然病程中，90% 的患者在随访 12 年间，最终发展为黄斑萎缩。在一项关于 mCNV 的长期观察研究中，发生 mCNV 以后的 5 ～ 10 年，几乎所有患眼的视力均低于 0.1，高达 96% 的患者在萎缩的 CNV 附近形成脉络膜萎缩。若一只眼存在 mCNV，则另一只眼发生 mCNV 的概率显著高于不存在 mCNV 的眼（34.8% *vs.* 6.1%，$P <$ –0.0001）。在年龄 < 50 岁的 CNV 人群中，由病理性近视导致的 CNV 占比高达 62%，在全年龄段则排第二位。

由于目前尚无很好的办法预防近视的进展和 mCNV 的发生，故及时发现并治疗 mCNV，减少 mCNV 造成的视力损害尤为重要。

mCNV 的临床表现主要为视力突然下降、中心或旁中心暗点、伴或不伴视物变形。mCNV 在检眼镜下表现为视网膜下浅灰色膜样病灶，周围可有色素包绕，将近一半的 mCNV 可能出现视网膜下出血，范围通常较小，很少出现硬性渗出。年轻人的典型 mCNV 通常表现为小的、经典的 CNV，多数发生在接近中心凹处。当 mCNV 发生在老年人时，其病灶往往较大，渗出也较多，晚期形成的盘状瘢痕常常难以与湿性老年性黄斑变性（wAMD）相鉴别，mCNV 通常在神经上皮层和 RPE 之间（Ⅱ型 CNV），而 wAMD 以Ⅰ型（RPE 下）更为多见。

荧光血管造影（fundus fluorescein angiography，FFA）是 mCNV 诊断的金标准，并为临床制订治疗方案提供依据。与一般的 CNV 类似，活动性 mCNV 在造影早期表现为高荧光，晚期表现为荧光素渗漏，尽管这是提示 mCNV 活动性的唯一征象，但 mCNV 晚期荧光素的渗漏往往不是很显著，色素性的纤维血管瘢痕在晚期表现为组织的荧光素着染。临床上进行 FFA 检查最重要的作用之一就是与单纯黄斑出血相鉴别。单纯黄斑出血表现为遮蔽荧光，而 mCNV 的高荧光很少会被黄斑出血所遮挡。

OCT 在 mCNV 的诊治中发挥着重要的作用。在 mCNV 活动期，mCNV 表现为 RPE 条带上穹顶样高反射，几乎没有视网膜下液积存。在瘢痕期，CNV 表面仍有一层高反射条带，与色素沉着有关，由于遮蔽效应，其下方组织反射减弱。萎缩期表现为大片扁平的 CNV，可见大片高反射，与 CNV 周围的脉络膜萎缩有关。

OCTA 近年来在临床被广泛应用，它可以无创性地对活体血管进行直接观察，在 mCNV 的诊断中具有很高的敏感性和特异性。在一项研究中，使用 OCTA 对 mCNV 进行诊断，没有假阳性的发生。因此，如果经 OCTA 确定有 mCNV，FFA 检查已非必需。

综上所述，一旦考虑患者是 mCNV，首选 OCTA 检查。如果图像质量好，大部分的 mCNV 可被检出，只有那些成像质量太差的患者才需要进行 FFA 检查。在随访过程中，可以同时参考 OCT 的 B-scan 和 OCTA，判断疾病的活动性和治疗效果。

关于 mCNV 的确切的发病机制目前尚未清楚，有以下几种学说。

1. 机械理论

近视患者眼轴的延长、眼球的增大会机械性地拉伸眼球组织，导致 RPE-Bruch 膜 – 脉络膜毛细血管复合体的破裂，从而形成漆裂纹。目前，已知部分 mCNV 的形成与漆裂纹有关，因此有学者认为这部分 mCNV 与 Bruch 膜快速断裂后创伤修复的机制有关。体外试验表明，机械的压力可以促使 RPE 细胞分泌 VEGF。当促血管生成因子（如 VEGF）和抗血管生成因子（如 PEDF）的平衡被打破，就会像其他视网膜疾病一样导致 CNV 的发生。活动性 mCNV 患者房水中的 VEGF 含量高于对照，而 PEDF 的含量则低于对照，提示了 VEGF 在 mCNV 发病中的重要作用，这也是使用抗 VEGF 治疗 mCNV 的重要理论基础。

2.遗传变性理论

这个理论认为 mCNV 等脉络膜视网膜的变性并非由机械力量导致，而是由内在的生物学过程导致眼球壁的解剖学改变。一项对病理性近视双胞胎和家系的研究为这一理论提供了很强的遗传学依据，但这个理论解释不了为何有的病理性近视只发生在单眼。

3.脉络膜循环血流动力学的改变

脉络膜循环血流动力学改变导致 mCNV 形成的两个重要因素分别是黄斑区脉络膜充盈迟缓和弥漫性的脉络膜变薄。这些血流动力学改变会导致脉络膜的灌注减少从而引起脉络膜缺氧，随后促血管生成因子上调，最终导致 CNV 发生。应用彩色多普勒对 mCNV 患眼进行研究，mCNV 患眼后睫状动脉的阻力系数显著高于对侧没有 CNV 的眼，也支持了这一理论。

以上几个因素也许联合或先后在 mCNV 的发生中起一定作用，但是无论如何，VEGF 在其中的作用都引人瞩目。

第二节 治疗原则

mCNV 的治疗原则是及时发现 CNV、缩小或稳定 CNV、减少 CNV 病灶对黄斑的损害。mCNV 的治疗经历了多个阶段，包括了普通热激光、手术治疗（视网膜下膜取出、黄斑转位等）、PDT、抗 VEGF 等。2014 年，RADIANCE 研究证实，使用雷珠单抗治疗 mCNV 使患者视力提高和维持稳定的效果优于 PDT。2015 年，MYRROR 研究再次证实了抗 VEGF（阿柏西普）治疗 mCNV 的安全性和有效性。目前，抗 VEGF 已经成为 mCNV 的一线治疗。

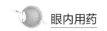

第三节 眼内用药的时机和方案

目前对不同抗 VEGF 药物的选择、治疗频率等问题尚无定论。全球可用于 mCNV 的主要有雷珠单抗和阿柏西普，而在我国，只有雷珠单抗和康柏西普的说明书中有治疗 mCNV 的适应证。目前，仍缺乏关于这些药物在 mCNV 中的头对头研究，在临床实践中，两者的效果也大同小异。因此，可以根据医师的用药习惯选择不同的抗 VEGF 药物。一旦发现 mCNV，应尽快治疗。不管选择哪一种药物，按照该药物的常规剂量进行玻璃体腔注射即可。

现在主流的治疗方案有 1+PRN 和 3+PRN。

1+PRN：第 1 个月注射 1 针，此后每月随访，如病灶有活动性，则再次行玻璃体腔注射。

3+PRN：前 3 个月每月注射 1 针，此后每月随访，根据病灶的活动性选择是否再次注射。

这两种方案的区别在于起始负荷的针数，后期均每月随访，按需给药，大型的临床研究中大都使用前者。在 mCNV 的自然病程中，晚期患者视力丧失的主要原因除了 CNV 本身，还有脉络膜视网膜的萎缩。应用抗 VEGF 药物是否有可能加剧脉络膜视网膜的萎缩值得关注，这也是部分学者反对 3+PRN 方案的主要原因。最近有长期随访的文章证实了抗 VEGF 治疗 mCNV 的长期安全性和有效性，尽管随着随访时间的延长，视网膜和脉络膜的厚度显著降低，但是与注射针数之间并无相关性。也有研究表明，使用 3+PRN 方案治疗，复发率更低。比较这两种治疗方案的众多研究发现，1+PRN 总的注射针数更少，两种方案最终视力无显著差别。总之，在临床实践中更推荐使用 1+PRN 方案。

第四节 眼内用药效果评估和后续治疗

尽管 FFA 是判断 mCNV 活动性的金标准，但在随访中主要使用 OCT 和 OCTA 判断其活动性，以决定是否再次注射。其中，以 OCT 的 B-scan 在判断活动性上尤为有效。除了视网膜内、下的积液，视网膜下的高反射物质更值得关注，这往往代表 CNV 本身。这种高反射物质常表现为一个模糊的边界，在 SS-OCT 上，模糊的边界被定义为外界膜的缺失，与 FFA 的荧光素渗漏 100% 相关；治疗后会形成清晰的、高反射的边界及 RPE 层的增厚，这时 FFA 已没有渗漏。除了 OCT 的结果，新增的出血、患者主诉视力的下降等都是 mCNV 活动或复发的判断依据。

建议患者每月随访，直到连续两个月完全没有活动性。并且，要教会患者进行自我监测，通过 Amsler 视力表，一旦发现有视力下降、中心或旁中心暗点、视物变形等现象，须马上回院复诊。这种患者自我监测的随访方式对于部分矫正视力较好的患者或独眼患者效果非常显著，然而对于矫正视力本就很差或对侧眼视力显著好于患眼的患者则效果不佳。

影响抗 VEGF 疗效的因素主要有以下几方面。

（1）基线视力　能较好预测 CNV 的消退和治疗后的视力，但并不能预测是否会复发。

（2）漆裂纹　与没有漆裂纹的 mCNV 相比，漆裂纹通过中心凹的 mCNV 患者术后视力往往较差，且基线的漆裂纹与 mCNV 治疗后的复发密切相关。

（3）脉络膜视网膜萎缩灶　脉络膜视网膜萎缩灶已被数个研究证实是一种提示治疗后视力预后较差的预测因子。

（4）CNV 厚度　较薄的 mCNV 消退率较低，最终的 BVCA 较差，抗 VEGF 治疗后复发率也更高。

（5）CNV 的特征　如病程的长短、所在位置、治疗前 CNV 的大小等，均是预测抗 VEGF 治疗效果的指标。

此外，由于高度近视患者往往玻璃体液化较重，周边视网膜变薄，容易出现视网膜格子样变性区及视网膜裂孔，在治疗 mCNV 时，一定要注意观察周边部视网膜，如有裂孔及格子样变性等，及时行激光光凝术。

（张静琳）

参考文献

[1] HAYASHI K，OHNO-MATSUI K，SHIMADA N，et al. Long-term pattern of progression of myopic maculopathy：a natural history study[J]. Ophthalmology，2010，117（8）：1595-1611，

1611.e1-e4.

[2] GROSSNIKLAUS H E，GREEN W R. Pathologic findings in pathologic myopia[J]. Retina，1992，12（2）：127-133.

[3] OHNO-MATSUI K，YOSHIDA T，FUTAGAMI S，et al. Patchy atrophy and lacquer cracks predispose to the development of choroidal neovascularisation in pathological myopia[J]. Br J Ophthalmol，2003，87（5）：570-573.

[4] YOSHIDA T，OHNO-MATSUI K，YASUZUMI K，et al. Myopic choroidal neovascularization：a 10-year follow-up[J]. Ophthalmology，2003，110（7）：1297-1305.

[5] COHEN S Y，LAROCHE A，LEGUEN Y，et al. Etiology of choroidal neovascularization in young patients[J]. Ophthalmology，1996，103（8）：1241-1244.

[6] NEELAM K，CHEUNG C M G，OHNO-MATSUI K，et al. Choroidal neovascularization in pathological myopia[J]. Prog Retin Eye Res，2012，31（5）：495-525.

[7] SECRETAN M，KUHN D，SOUBRANE G，et al. Long-term visual outcome of choroidal neovascularization in pathologic myopia：natural history and laser treatment[J]. Eur J Ophthalmol，1997，7（4）：307-316.

[8] YOSHIDA T，OHNO-MATSUI K，OHTAKE Y，et al. Long-term visual prognosis of choroidal neovascularization in high myopia：a comparison between age groups[J]. Ophthalmology，2002，109（4）：712-719.

[9] BABA T，OHNO-MATSUI K，YOSHIDA T，et al. Optical coherence tomography of choroidal neovascularization in high myopia[J]. Acta Ophthalmol Scand，2002，80（1）：82-87.

[10] GARCIA-LAYANA A，SALINAS-ALAMAN A，MALDONADO M J，et al. Optical coherence tomography to monitor photodynamic therapy in pathological myopia[J]. Br J Ophthalmol，2006，90（5）：555-558.

[11] BRUYERE E，MIERE A，CORVI F，et al. Neovascularization Secondary to High Myopia Imaged by Optical Coherence Tomography Angiography[J]. Retina，2017，37（11）：2095-2101.

[12] QUERQUES L，GIUFFRE C，CORVI F，et al. Optical coherence tomography angiography of myopic choroidal neovascularisation[J]. Br J Ophthalmol，2017，101（5）：609-615.

[13] MIYATA M，OOTO S，HATA M，et al. Detection of Myopic Choroidal Neovascularization Using

Optical Coherence Tomography Angiography[J]. Am J Ophthalmol，2016，165：108-114.

[14] IKUNO Y，SAYANAGI K，SOGA K，et al. Lacquer crack formation and choroidal neovascularization in pathologic myopia[J]. Retina，2008，28（8）：1124-1131.

[15] SEKO Y，SEKO Y，FUJIKURA H，et al. Induction of vascular endothelial growth factor after application of mechanical stress to retinal pigment epithelium of the rat in vitro[J]. Invest Ophthalmol Vis Sci，1999，40（13）：3287-3291.

[16] CHAN W M，LAI T Y Y，CHEN K P，et al. Changes in aqueous vascular endothelial growth factor and pigment epithelial-derived factor levels following intravitreal bevacizumab injections for choroidal neovascularization secondary to age-related macular degeneration or pathologic myopia[J]. Retina，2008，28（9）：1308-1313.

[17] WAKABAYASHI T，IKUNO Y. Choroidal filling delay in choroidal neovascularisation due to pathological myopia[J]. Br J Ophthalmol，2010，94（5）：611-615.

[18] DIMITROVA G，TAMAKI Y，KATO S，et al. Retrobulbar circulation in myopic patients with or without myopic choroidal neovascularisation[J]. Br J Ophthalmol，2002，86（7）：771-773.

[19] WOLF S，BALCIUNIENE V J，LAGANOVSKA G，et al. RADIANCE：a randomized controlled study of ranibizumab in patients with choroidal neovascularization secondary to pathologic myopia[J]. Ophthalmology，2014，121（3）：682-692. e2.

[20] IKUNO Y，OHNO-MATSUI K，WONG T Y，et al. Intravitreal Aflibercept Injection in Patients with Myopic Choroidal Neovascularization：The MYRROR Study[J]. Ophthalmology，2015，122（6）：1220-1227.

[21] MALLONE F，GIUSTOLISI R，FRANZONE F，et al. Ten-Year Outcomes of Intravitreal Bevacizumab for Myopic Choroidal Neovascularization：Analysis of Prognostic Factors[J]. Pharmaceuticals（Basel），2021，14（10）：1042.

[22] RUIZ-MORENO J M，MONTERO J A，ARAIZ J，et al. Intravitreal Anti-Vascular Endothelial Growth Factor Therapy for Choroidal Neovascularization Secondary to Pathologic Myopia：Six Years Outcome[J]. Retina，2015，35（12）：2450-2456.

[23] KUNG Y H，WU T T，HUANG Y H. One-year outcome of two different initial dosing regimens of intravitreal ranibizumab for myopic choroidal neovascularization[J]. Acta Ophthalmol，2014，

92（8）：e615-e620.

[24] RUIZ-MORENO J M，MONTERO J A. Amat-PeralMyopic choroidal neovascularization treated by intravitreal bevacizumab：comparison of two different initial doses[J]. Graefes Arch Clin Exp Ophthalmol，2011，249（4）：595-599.

[25] PAKZAD-VAEZI K，MEHTA H，MAMMO Z，et al. Vascular endothelial growth factor inhibitor use and treatment approach for choroidal neovascularization secondary to pathologic myopia[J]. Expert Opin Biol Ther，2016，16（7）：873-881.

[26] INTROINI U，CASALINO G，QUERQUES G，et al. Spectral-domain OCT in anti-VEGF treatment of myopic choroidal neovascularization[J]. Eye（Lond），2012，26（7）：976-982.

[27] PARODI M B，LACONO P，BANDELLO F. Correspondence of Leakage on Fluorescein Angiography and Optical Coherence Tomography Parameters in Diagnosis and Monitoring of Myopic Choroidal Neovascularization Treated with Bevacizumab[J]. Retina，2016，36（1）：104-109.

[28] KEANE P A，LIAKOPOULOS S，CHANG K T，et al. Comparison of the optical coherence tomographic features of choroidal neovascular membranes in pathological myopia versus age-related macular degeneration，using quantitative subanalysis[J]. Br J Ophthalmol，2008，92（8）：1081-1085.

[29] AHN S J，WOO S J，KIM K E，et al. Association between choroidal morphology and anti-vascular endothelial growth factor treatment outcome in myopic choroidal neovascularization[J]. Invest Ophthalmol Vis Sci，2013，54（3）：2115-2122.

[30] YOON J U，KIM Y M，LEE S J，et al. Prognostic factors for visual outcome after intravitreal anti-VEGF injection for naive myopic choroidal neovascularization[J]. Retina，2012，32（5）：949-955.

[31] YANG H S，KIM J G，KIM J T，et al. Prognostic factors of eyes with naive subfoveal myopic choroidal neovascularization after intravitreal bevacizumab[J]. Am J Ophthalmol，2013，156（6）：1201-1210. e2.

[32] KANG H M，KOH H J. Ocular risk factors for recurrence of myopic choroidal neovascularization：long-term follow-up study[J]. Retina，2013，33（8）：1613-1622.

[33] WANG J，KANG Z. Summary of prognostic factors for choroidal neovascularization due to pathological myopia treated by intravitreal bevacizumab injection[J]. Graefes Arch Clin Exp Ophthalmol，2012，250（12）：1717-1723.

[34] HAYASHI K，SHIMADA N，Moriyama M，et al. Two-year outcomes of intravitreal bevacizumab for choroidal neovascularization in Japanese patients with pathologic myopia[J]. Retina，2012，32（4）：687-695.

第十六章
其他 CNV 的眼内用药

第一节　由炎症导致的 CNV

一、概述

炎症导致的 CNV 是继 wAMD 和高度近视 CNV 之后较常见的 CNV。这些 CNV 大部分发生在感染性和非感染性后葡萄膜炎或全葡萄膜炎患者中，其中多灶性脉络膜炎伴全葡萄膜炎（MCP）、点状内层脉络膜病变（PIC）、小柳－原田氏病（VKH）、匐行性脉络膜炎（SC）、弓形虫病等均为常见原因。2013 年，*AJO* 上发表了一篇包括了 1 万多名葡萄膜炎患者的回顾性分析，发现葡萄膜炎继发 CNV 的危险因素包括累及外层视网膜、RPE、脉络膜层面的炎症，炎症的活跃期，本来已经存在视网膜新生血管或对侧眼有 CNV，其中又以 VKH 和 PIC 继发 CNV 的风险最高。

炎症性 CNV 通常为典型的 CNV，常发生在脉络膜视网膜的瘢痕或脉络膜肉芽肿附近，表现为眼底的灰白色病灶。病灶周围可有渗出或出血环绕，可以出现在中心凹下或血管旁，发生在血管旁的 CNV 常常向黄斑区延伸，但也有向视盘周围生长的。当 CNV 的生长、视网膜下出血或渗出累及黄斑时，可导致视力下降。患者常常主诉视物变形或中心暗点，甚至可以以此为首发症状从而发现亚临床的后葡萄膜炎或中间葡萄膜炎。当 CNV 比较小，又没有影响到中心凹时，往往难以被发现；当 CNV 较大，伴有黄斑水肿或浆液性视网膜脱离时，才较容易被发现。但葡萄膜炎本身也可以导致黄斑水肿和浆液性视网膜脱离的发生，因此在诊断上往往容易混淆。FFA 是判断 CNV 是否有活动性的金标准，ICG 造影有助于显示滋养血管和隐匿性的

CNV，OCT、OCTA 等也是诊断炎症性 CNV 常用的影像学检查。

炎症性 CNV 的发病机制尚未明确，目前大家较为认可的假说来自 Gass。Gass 认为，这些疾病开始时，会形成轻微的局灶性脉络膜炎症。当炎症消退后，形成的萎缩性瘢痕影响了 Bruch 膜的功能，使 Bruch 膜破裂，从而破坏了它的屏障功能，导致新生血管形成。炎症性 CNV 发病率较低，也没有相应的动物模型，目前大多数的认识都是来自 wAMD 的相关研究。由于 VEGF 在 CNV 形成中有关键作用，所以，目前认为炎症性 CNV 的形成也离不开 VEGF 的作用。

二、治疗原则

炎症性 CNV 首先要针对原发病的病因进行治疗，有效的炎症控制是治疗炎症性 CNV 的第一步。可以全身或局部联合使用抗生素、糖皮质激素、免疫抑制剂等。此外，及时发现 CNV 并有针对性地使用抗 VEGF 药物，可以减少炎症性 CNV 带来的视力损害。

三、眼内用药的时机和方案

使用糖皮质激素和免疫抑制剂在部分病例中能防止炎症性 CNV 的发生并阻止其发展。多个研究表明，PDT 对于炎症性 CNV 有效，这些治疗多数同时使用全身和（或）局部糖皮质激素，部分患者还联合使用免疫抑制剂。随着抗 VEGF 药物的广泛应用，有学者在一个小的队列研究中对比了雷珠单抗和 PDT 在拟组织胞浆菌病继发的 CNV 中的疗效。在 PDT 组，所有的患者均需要使用雷珠单抗进行补救治疗（平均注射 2.5 针）；而在雷珠单抗组，没有 1 例患者需要使用 PDT 进行补救治疗。在另一项研究中，对比了贝伐珠单抗和 PDT 治疗多灶性脉络膜炎继发的 CNV，1 年后，视力提高 ≥ 5 个字母的患者在贝伐珠单抗组有 86%，在 PDT 组只有 46%。这些研究均表明抗 VEGF 在治疗炎症性 CNV 中的效果优于 PDT。而 MINERVA 研究的结果更是为雷珠单抗治疗由其他原因导致的 CNV 的有效性提供了确凿的证据，这是一项样本量较大的随机对照试验，包括了除 wAMD 和高度近视 CNV 外的其他各种 CNV，如炎症性 CNV 等，结果表明雷珠单抗在各种 CNV 治疗中的有效性。但是，MINERVA 研究使雷珠单抗成为目前唯一的治疗炎症性 CNV 的说明书内用药，其他几种药物仍属于超说明书用药。

尽管糖皮质激素，如曲安奈德球周、筋膜囊下、球内注射均有抗炎作用，但是关于 TA 单独应用于 CNV 的报道较少，多数是联合 PDT 使用。但研究发现，PDT 联合 TA 以后，黄斑萎缩反而增加。此外，糖皮质激素常见的不良反应，如眼内压升高、白内障等，均限制了其应用。因此，目前已经较少使用 TA 治疗 CNV。对于炎症性的 CNV，除非出于控制眼内炎症的目的而使用 TA，如果仅针对 CNV，则不推荐使用。

综上所述，炎症性 CNV 的治疗首先要针对原发病的病因进行治疗，控制炎症可以联合应用全身或局部的抗生素、糖皮质激素、免疫抑制剂等。对于炎症性 CNV 本身，可采用雷珠单抗 0.5 mg 的 1+PRN 方案进行治疗。

第二节 由慢性中心性浆液性脉络膜视网膜病变继发的 CNV

一、概述

中心性浆液性脉络膜视网膜病变（central serous chorioretinopathy，CSC）是以黄斑区浆液性视网膜神经上皮层脱离和 RPE 脱离为特征的疾病。CSC 通常分为急性和慢性，急性 CSC 通常可以在 3～4 个月自愈，而慢性 CSC 则会迁延超过 6 个月。CNV 是慢性 CSC 的一种并发症，其发生率在不同的报道中差别较大，从 2%～15.6% 不等。慢性 CSC 导致 CNV 发生的机制尚未明确。有学者认为，慢性 CSC 持续性的脉络膜肥厚会导致内层脉络膜变薄，从而引起视网膜萎缩、脉络膜新生血管等并发症。其发生的危险因素包括视网膜激光光凝、PDT、年龄＞50 岁、宽广扁平的PED、多次复发等。

FFA 是判断 CNV 活动性的金标准，但在慢性 CSC 并发 CNV 时，诊断变得非常有挑战性，此时 OCT 发挥了重要的作用。在慢性 CSC 随访中，当发现大而扁平的PED 时，往往提示可能有 I 型 CNV 的发生，此时 OCTA 与 FFA 相比，能更有效地发现 CNV。

二、治疗原则

抗 VEGF 目前已经成为各种 CNV 的一线治疗方法。但对于慢性 CSC 继发的 CNV，使用抗 VEGF 治疗因疗效未能令人满意而仍存在一定争议。一般通过观察中心视网膜厚度（central retinal thickness，CRT）、视网膜下液的吸收情况来判断抗 VEGF 的疗效，但在慢性 CSC 中却异常艰难。因为很难判断视网膜下的积液是由 CNV 产生的还是 CSC 本身导致的。正因如此，CSC 继发的 CNV 对抗 VEGF 治疗的应答不佳。有报道认为，只有不到一半患者的视网膜下液能完全吸收，大部分患者视网膜下液只能部分吸收或没有反应，而且患者视力往往没有提高。有学者尝试起始负荷针数从 3 针提高到 6 针，并观察到视网膜下液完全吸收的比例从注射 3 针后的 19% 增加到注射 6 针后的 52.4%。该作者认为，增加负荷剂量可以降低脉络膜的厚度，从而减轻脉络膜的高灌注状态，以减少视网膜下液。总之，不管是视网膜下液吸收还是视力的改善，无论负荷剂量是多少针，慢性 CSC 继发的 CNV 对抗 VEGF 治疗的反应均不佳。目前，没有公认有效的治疗慢性 CSC 合并 CNV 的方案，各种治疗手段也缺乏有力的循证医学证据。与其他类型的 CNV 相比，这种 CNV 对抗 VEGF（雷珠单抗、贝伐珠单抗、阿柏西普等）的反应有效率不及 wAMD、高度近视 CNV 等，这类 CNV 治疗后视力往往较为稳定或鲜有提高。

微脉冲激光和 PDT 一直是治疗慢性 CSC 的有效方法，但对于合并 CNV 的慢性 CSC，微脉冲的报道较少。在一项对比 PDT 和抗 VEGF 疗效的研究中，治疗 1 年后，两组的视力与基线视力相比均无明显改变，两组间也没有统计学差异；但是在中心视网膜厚度上，PDT 组较抗 VEGF 组明显降低。由于 PDT 治疗可能导致脉络膜萎缩、CNV 形成等并发症，在治疗慢性 CSC 继发的 CNV 中，学者们对 PDT 治疗的参数做了很多的改良，目的是减少 PDT 的治疗量，从而减轻 PDT 的不良反应和减少并发症的发生。改良的方式包括减少曝光时间、减少维替泊芬的用量等，但目前尚无 PDT 用于慢性 CSC 的标准用药方案。还有不少学者尝试将抗 VEGF 和 PDT 联合应用，尽管患者视网膜下液吸收较明显，但视力仍然没有太多改善。笔者曾经最常使用的是半量 PDT（3 mg/m² 维替泊芬，照射时间不变），联合或不联合抗 VEGF 治疗。近年来，由于国内没有维替泊芬供应，一般单独使用常规剂量的抗 VEGF 药物，以及 3+PRN 方案。鉴于疗效不佳，治疗前要跟患者做充分的沟通。

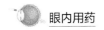

第三节 由血管样条纹和脉络膜塌陷继发的 CNV

血管样条纹（angioid streaks，AS）是 Bruch 膜从视盘放射状裂开所形成的，常可以导致 CNV 的形成。因为常伴有萎缩和纤维增生样的改变，在这类疾病中判断 CNV 的活动性并不容易，建议同时使用 OCT、OCTA、FFA、ICGA 等多模影像，以提高检测 CNV 的可靠性。目前，抗 VEGF 仍是治疗 AS 并发 CNV 的最常见选择，可以显著降低 CRT，但视力以稳定为主，提高的机会较少。

脉络膜塌陷是一种主要通过 OCT 检查发现的疾病，最早由 Jampol 等在 2006 年报道；2011 年，Margolis R 等报道了 12 个病例，并首次使用了"局灶性脉络膜凹陷"（focal choroidal excavation，FCE）这个名称。FCE 被认为是一种先天异常，多数发生在正常眼而没有临床表现，也可以在 CSC 或 CNV 的眼中发现。部分 FCE 也可继发于局灶性的脉络膜炎症或感染。在一项包括了 26 只合并 CNV 的 FCE 眼中，CNV 全部发生在塌陷处或在塌陷的边缘，因此有学者认为，是 FCE 的脉络膜变薄导致缺血性改变进而诱发 CNV。也有学者认为，在脉络膜塌陷的区域，Bruch 膜可能被破坏，而 Bruch 膜的变性和断裂可能导致 CNV 的形成，这与前文所提到的视网膜血管样条纹导致 CNV 形成的机制是一致的。抗 VEGF 同样被应用在 FCE 并发的 CNV 中，相关的报道较少，从现有的数据来看，这类 CNV 抗 VEGF 后视力预后较好，也许与这类 CNV 常发生在较年轻的患者中且病灶较小有关。

（张静琳）

参考文献

[1] PERENTES Y，TRAN T V，SICKENBERG M，et al. Subretinal neovascular membranes complicating uveitis：frequency，treatments，and visual outcome[J]. Ocul Immunol Inflamm，2005，13（2-3）：219-224.

[2] BROWN J，FOLK J C Jr，REDDY C V，et al. Visual prognosis of multifocal choroiditis，punctate inner choroidopathy，and the diffuse subretinal fibrosis syndrome[J]. Ophthalmology，1996，103（7）：1100-1105.

[3] DHINGRA N，KELLY S，MAJID M A，et al. Inflammatory choroidal neovascular membrane in

posterior uveitis-pathogenesis and treatment[J]. Indian J Ophthalmol, 2010, 58（1）: 3-10.

[4] D'AMBROSIO E, TORTORELLA P, LANNETTI L. Management of uveitis-related choroidal neovascularization: from the pathogenesis to the therapy[J]. J Ophthalmol, 2014, 2014: 450428.

[5] GANESH S, AHMED A, BISWAS J. Analysis of the Clinical Profile and Management of Inflammatory Choroidal Neovascular Membranes in Uveitic Eyes: A Study from a Tertiary Referral Center[J]. Ocul Immunol Inflamm, 2019, 27（3）: 424-434.

[6] DEES C, ARNOLD J J, FORRESTER J V, et al. Immunosuppressive treatment of choroidal neovascularization associated with endogenous posterior uveitis[J]. Arch Ophthalmol, 1998, 116（11）: 1456-1461.

[7] SPAIDE R F, FREUND K B, SLAKTER J, et al. Treatment of subfoveal choroidal neovascularization associated with multifocal choroiditis and panuveitis with photodynamic therapy[J]. Retina, 2002, 22（5）: 545-549.

[8] ROGERS A H, DUKER J S, NICHOLS N, et al. Photodynamic therapy of idiopathic and inflammatory choroidal neovascularization in young adults[J]. Ophthalmology, 2003, 110（7）: 1315-1320.

[9] NESSI F, GUEX-COSIER Y, AMBRESIN A, et al. Photodynamic therapy with verteporfin for subfoveal choroidal neovascularization secondary to toxoplasmic chorioretinal scar[J]. Klin Monbl Augenheilkd, 2004, 221（5）: 371-373.

[10] LESLIE T, LOIS N, CHRISTOPOULOU D, et al. Photodynamic therapy for inflammatory choroidal neovascularisation unresponsive to immunosuppression[J]. Br J Ophthalmol, 2005, 89（2）: 147-150.

[11] NOWILATY S R, BOUHAIMED M. Photodynamic Therapy Study Group. Photodynamic therapy for subfoveal choroidal neovascularisation in Vogt-Koyanagi-Harada disease[J]. Br J Ophthalmol, 2006, 90（8）: 982-986.

[12] RAMAIYA K J, BLINDER K J, CIULLA T, et al. Ranibizumab versus photodynamic therapy for presumed ocular histoplasmosis syndrome[J]. Ophthalmic Surg Lasers Imaging Retina, 2013, 44（1）: 17-21.

[13] PARODI M B, LACONO P, KONTADAKIS D S, et al. Bevacizumab vs photodynamic therapy

for choroidal neovascularization in multifocal choroiditis[J]. Arch Ophthalmol，2010，128（9）：1100-1103.

[14] LAI T Y Y，STAURENGHI G，LANZETTA P，et al. Efficacy and safety of ranibizumab for the treatment of choroidal neovascularization due to uncommon cause：Twelve-Month Results of the MINERVA Study[J]. Retina，2018，38（8）：1464-1477.

[15] SUTTER F K，KURZ-LEVIN M M，FLEISCHHAUER J，et al. Macular atrophy after combined intravitreal triamcinolone acetonide（IVTA）and photodynamic therapy（PDT）for retinal angiomatous proliferation（RAP）[J]. Klin Monbl Augenheilkd，2006，223（5）：376-378.

[16] RUIZ-MORENO J M，MONTERO J A，AMAT P，et al. Macular atrophy after combined intravitreal triamcinolone and photodynamic therapy to treat choroidal neovascularization[J]. Int J Ophthalmol，2010，3（2）：161-163.

[17] LIEW G，QUIN G，GILLIES M，et al. Central serous chorioretinopathy：a review of epidemiology and pathophysiology[J]. Clin Exp Ophthalmol，2013，41（2）：201-214.

[18] SHIRAGAMI C，TAKASAGO Y，OSAKA R，et al. Clinical Features of Central Serous Chorioretinopathy With Type 1 Choroidal Neovascularization[J]. Am J Ophthalmol，2018，193：80-86.

[19] SPAIDE R F，CAMPEAS L，HAAS A，et al. Central serous chorioretinopathy in younger and older adults[J]. Ophthalmology，1996，103（12）：2070-2079；discussion 2079-2080.

[20] LOO R H，SCOTT I U，FLYNN H W JR，et al. Factors associated with reduced visual acuity during long-term follow-up of patients with idiopathic central serous chorioretinopathy[J]. Retina，2002，22（1）：19-24.

[21] YEO J H，OH R，KIM Y J，et al. Choroidal Neovascularization Secondary to Central Serous Chorioretinopathy：OCT Angiography Findings and Risk Factors[J]. J Ophthalmol，2020，2020：7217906.

[22] CAKIR M，CEKIC O，YILMAZ O F. Photodynamic therapy for iatrogenic CNV due to laser photocoagulation in central serous chorioretinopathy[J]. Ophthalmic Surg Lasers Imaging，2009，40（4）：405-408.

[23] SPAIDE R F，HALL L，HAAS A，et al. Indocyanine green videoangiography of older patients

with central serous chorioretinopathy[J]. Retina，1996，16（3）：203-213.

[24] FILHO M A B，DE CARLO T E，FERRARA D，et al. Association of Choroidal Neovascularization and Central Serous Chorioretinopathy With Optical Coherence Tomography Angiography[J]. JAMA Ophthalmol，2015，133（8）：899-906.

[25] BOUSQUET E，BONNIN S，MREJEN S，et al. Optical Coherence Tomography Angiography of Flat Irregular Pigment Epithelium Detachment in Chronic Central Serous Chorioretinopathy[J]. Retina，2018，38（3）：629-638.

[26] DANSINGANI K K，BALARATNASINGAM C，KLUFAS M A，et al. Optical Coherence Tomography Angiography of Shallow Irregular Pigment Epithelial Detachments In Pachychoroid Spectrum Disease[J]. Am J Ophthalmol，2015，160（6）：1243-1254. e2.

[27] ROMDHANE K，ZOLA M，MATET A，et al. Predictors of treatment response to intravitreal anti-vascular endothelial growth factor（anti-VEGF）therapy for choroidal neovascularization secondary to chronic central serous chorioretinopathy[J]. Br J Ophthalmol，2020，104（7）：910-916.

[28] SCHWORM B，LUFT N，KEIDEL L F，et al. Response of neovascular central serous chorioretinopathy to an extended upload of anti-VEGF agents[J]. Graefes Arch Clin Exp Ophthalmol，2020，258（5）：1013-1021.

[29] PEIRETTI E，CAMINITI G，SERRA R，et al. Anti-Vascular Endothelial Growth Factor Therapy Versus Photodynamic Therapy in the Treatment of Choroidal Neovascularization Secondary to Central Serous Chorioretinopathy[J]. Retina，2018，38（8）：1526-1532.

[30] IACONO P，TOTO L，COSTANZO E，et al. Pharmacotherapy of Central Serous Chorioretinopathy：A Review of the Current Treatments[J]. Curr Pharm Des，2018，24（41）：4864-4873.

[31] SMRETSCHNIG E，HAGEN S，GLITTENBERG C，et al. Intravitreal anti-vascular endothelial growth factor combined with half-fluence photodynamic therapy for choroidal neovascularization in chronic central serous chorioretinopathy[J]. Eye（Lond），2016，30（6）：805-811.

[32] DONALDSON E J. Angioid streaks[J]. Aust J Ophthalmol，1983，11（1）：55-58.

[33] MANSOUR A M，SHIELDS J A，ANNESLEY W H Jr，et al. Macular degeneration in angioid streaks[J]. Ophthalmologica，1988，197（1）：36-41.

[34] MARCHESE A，GIUFFRE C，CICINELLI M V，et al. The identification of activity of choroidal neovascularization complicating angioid streaks[J]. Eye（Lond），2021，36（5）：1027-1033

[35] PARODI M B，ROMANO F，MARCHESE A，et al. Anti-VEGF treatment for choroidal neovascularization complicating pattern dystrophy-like deposit associated with pseudoxanthoma elasticum[J]. Graefes Arch Clin Exp Ophthalmol，2019，257（2）：273-278.

[36] GLIEM M，BIRTEL J，HERRMANN P，et al. Aflibercept for choroidal neovascularizations secondary to pseudoxanthoma elasticum：a prospective study[J]. Graefes Arch Clin Exp Ophthalmol，2020，258（2）：311-318.

[37] PARODI M B，CICIELLI M V，MAICHESE A，et al. Intravitreal aflibercept for management of choroidal neovascularization secondary to angioid streaks：The Italian EYLEA-STRIE study[J]. Eur J Ophthalmol，2021，31（3）：1146-1153.

[38] JAMPOL L M，SHANKLE J，SCHROEDER R，et al. Diagnostic and therapeutic challenges[J]. Retina，2006，26（9）：1072-1076.

[39] TANG W Y，ZHANG T，SHU Q M，et al. Focal choroidal excavation complicated with choroidal neovascularization in young and middle aged patients[J]. Int J Ophthalmol，2019，12（6）：980-984.

[40] OBATA R，TAKASHI H，UETA T，et al. Tomographic and angiographic characteristics of eyes with macular focal choroidal excavation[J]. Retina，2013，33（6）：1201-1210.

[41] TRUJILLO-SANCHEZ G P，MARTINEZ-CAMARILLO J C，SPEE C K，et al. Stereological Method in Optical Coherence Tomography for In Vivo Evaluation of Laser-Induced Choroidal Neovascularization[J]. Ophthalmic Surg Lasers Imaging Retina，2018，49（9）：e65-e74.

[42] MARCHESE A，PARRAVANO M，RABIOLO A，et al. Optical coherence tomography analysis of evolution of Bruch's membrane features in angioid streaks[J]. Eye（Lond），2017，31（11）：1600-1605.

第十七章
视网膜静脉阻塞黄斑水肿的眼内用药

第一节　概述

视网膜静脉阻塞（retinal vein occlusion，RVO）是一种常见的导致视力下降甚至丧失的视网膜血管性疾病，其发病率仅次于糖尿病视网膜病变，可分为视网膜分支静脉阻塞（branch retinal vein occlusion，BRVO）、视网膜半侧静脉阻塞（hemi-lateral retinal vein occlusion，HRVO）和视网膜中央静脉阻塞（central retinal vein occlusion，CRVO）。RVO 的发病通常是多种因素共同作用的结果，主要眼底表现为阻塞的静脉迂曲、扩张，视网膜可见火焰状出血、棉绒斑、黄斑水肿（macular edema，ME），其中黄斑水肿是造成患者视力下降的主要原因。

血管内皮生长因子（VEGF）是刺激脉络膜和视网膜新生血管形成的重要因子，同时可导致血管通透性的增加。血管中持续释放的 VEGF 进入玻璃体腔，从而导致 ME。多项研究显示，RVO 患者的视网膜内 VEGF mRNA 转录和眼内 VEGF 水平与对照组相比增加。VEGF 通过增加紧密连接蛋白的磷酸化增加血管通透性，导致血管渗漏和黄斑水肿。炎症在 RVO 黄斑水肿中同样发挥着重要作用，几种促炎介质，主要是细胞因子，如 TNF-α、IL-1、MCP-1 和 IL17-E，已被证明与 RVO 继发的黄斑水肿有关。RVEO-ME 患者玻璃体腔和房水内炎症介质水平明显升高，炎症介质通过各种机制破坏了血 – 视网膜屏障结构和功能的完整性，并抑制排水功能，最终导致 ME 的发生，而且其升高程度与黄斑水肿炎症程度可能有关。

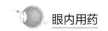

第二节　治疗原则

RVO 的治疗原则是控制黄斑水肿、改善缺血状态、扩张血管。

玻璃体腔注药是 RVEO-ME 的首选治疗方案，目前临床上主要有两大类药物。

1. 抗 VEGF 药物

抗 VEGF 药物治疗是一种针对 RVO 黄斑水肿潜在发病机制的有效治疗方法。目前所有的抗 VEGF 药物，如雷珠单抗、阿柏西普、康柏西普，按常规剂量、玻璃体腔注射都可以有效治疗黄斑水肿。

2. 皮质类固醇药物

使用皮质类固醇药物治疗黄斑水肿的原理与它们降低毛细血管通透性的能力有关。皮质类固醇能抑制 VEGF 基因的表达和 VEGF 的代谢途径，以及影响炎症细胞因子的代谢途径。此外，皮质类固醇也可能具有神经保护作用，对患有 RVO 的眼睛有益。目前，国内应用的皮质类固醇药物主要是地塞米松玻璃体腔植入剂。作为一种缓释植入物，其药代动力学使高浓度地塞米松在注射后的前 2～3 个月持续存在于视网膜和玻璃体中，而低浓度地塞米松在注射后 6 个月内持续存在。地塞米松玻璃体腔植入剂已被证明对继发于 BRVO 和 CRVO 的黄斑水肿的治疗有效且安全。

根据迄今为止已有的数据，皮质类固醇在治疗 RVO 患者的药物中很重要，但在很大程度上处于第二选项水平。对于已经接受抗 VEGF 治疗无反应的患者（根据每位患者的具体反应，注射 3～6 次后），改用皮质类固醇是合理的。但是，皮质类固醇可被视为近期有重大心血管事件患者的一线治疗。那些在治疗前 6 个月不愿意每月注射和（或）随访的患者，皮质类固醇也可作为其一线治疗。皮质类固醇注射后每 2～8 周需监测一次眼内压。

地塞米松玻璃体腔植入剂再治疗通常在 3～4 个月后进行，平均每年注射 2～3 次。有晶状体眼的患者使用皮质类固醇，必须告知患者白内障形成或加重的风险。从迄今为止收集的大量数据来看，地塞米松玻璃体腔植入剂的明显作用可以持续约 4 个月。

第三节 眼内用药方案

（一）固定每月治疗与 PRN 治疗

目前临床多采取每月 1 次，连续玻璃体腔注药 3 次，然后根据黄斑水肿复发情况采用 PRN 治疗。大部分患者随治疗时间延长，注射间隔逐渐延长。SHORE 研究对玻璃体腔注射雷珠单抗治疗 RVO 后黄斑水肿的每月 1 次与 PRN 方案进行了直接比较，这是一项为期 15 个月的 IV 期多中心、随机试验。结果，随访期间两组视力大于 20/40 的比例几乎相同。在第 15 个月，每月注射组和 PRN 组视力大于 20/40 的比例分别为 71.3% 和 76.8%，两组之间均无显著差异（$P > 0.05$）。

（二）联合注药

当单纯抗 VEGF 治疗黄斑水肿消退不佳，或维持作用时间较短，或缺血性 RVO 合并明显血管炎症反应的患者，可考虑抗 VEGF 与皮质类固醇的联合用药。注射方法依据医师个人习惯而不同，可一次手术在鼻下和颞下同时注射两种药物，或先行眼内注射抗 VEGF 药物，间隔 1～2 周再注射地塞米松玻璃体腔植入剂。目前还没有联合治疗效果的随机对照研究。一项开放性介入性病例系列 RVO 患者接受治疗周期（包括抗 VEGF 注射，2 周后进行地塞米松玻璃体腔植入剂植入）的研究显示，联合治疗平均注射间隔增加，CRVO 和 BRVO 在 6 个治疗周期中的平均注射间隔为（135.5 ± 36.4）天，BCVA 的平均峰值变化为 +13.8 个字母，47.6% 的眼睛获得 3 行或更多 BCVA。对于因 RVO 导致黄斑水肿的眼睛，使用抗 VEGF 药物加上地塞米松玻璃体腔植入剂进行治疗可提供可预测的疗效持续时间，并在统计学上显著改善解剖和功能。

第四节 眼内用药的后续治疗

RVO 患者在行玻璃体腔注药期间，要定期行荧光血管造影检查，有明显无灌注区形成则建议尽早对无灌注区进行激光治疗。在无法进行密切随访的情况下，CRVO

患者发病后的 90 天内，早期预防性全视网膜用药可以预防缺血性 CRVO 中的虹膜新生血管形成。

（谷威）

参考文献

[1] AIELLO L P，AVERY R L，ARRIGG P G，et al. Vascular endothelial growth factor in ocular fluid of patients with diabetic retinopathy and other retinal disorders[J]. N Engl J Med，1994，331（22）：1480-1487.

[2] CAMPOCHIARO P A，HAFIZ G，SHAH S M，et al. Ranibizumab for macular edema due to retinal vein occlusions：Implication of vegf as a critical stimulator[J]. Mol Ther，2008，16：791-799.

[3] NOMA H，FUNATSU H，YAMASAKI M，et al. Pathogenesis of macular edema with branch retinal vein occlusion and intraocular levels of vascular endothelial growth factor and interleukin-6[J]. Am J Ophthalmol，2005，140（2）：256-261.

[4] REZAR-DREINDL S，EIBENBERGER K，POLLREISZ A，et al. Effect of intravitreal dexamethasone implant on intra-ocular cytokines and chemokines in eyes with retinal vein occlusion[J]. Acta Ophthalmol，2017，95（2）：e119-e127.

[5] FLYNN H W Jr，SCOTT I U. Intravitreal triamcinolone acetonide for macular edema associated with diabetic retinopathy and venous occlusive disease：it's time for clinical trials[J]. Arch Ophthalmol，2005 Feb，123（2）：258-259.

[6] BLUMENKRANZ M S. New therapy for central retinal vein occlusion：are intravitreal steroids a possible answer?[J].Arch Ophthalmol，2005，123（2）：259-261.

[7] CHANG-LIN J E，ATTAR M，ACHEAMPONG A A，et al. Pharmacokinetics and pharmacodynamics of a sustained-release dexamethasone intravitreal implant[J]. Invest Ophthalmol Vis Sci，2011，52（1）：80-86.

[8] HALLER J A，BANDELLO F，BELFORT R Jr，et al. Randomized，sham-controlled trial of dexamethasone intravitreal implant in patients with macular edema due to retinal vein occlusion[J]. Ophthalmology，2010，117（6）：1134-1146. e1133.

[9] HALLER J A，BANDELLO F，BELFORT R Jr，et al. Dexamethasone intravitreal implant in patients with macular edema related to branch or central retinal vein occlusion twelve-month study results[J]. Ophthalmology，2011，118（12）：2453-2460.

[10] CAMPOCHIARO P A，WYKOFF C C，SINGER M，et al. Monthly versus as-needed ranibizumab injections in patients with retinal vein occlusion：the SHORE study[J]. Ophthalmology，2014，121（12）：2432-2442.

[11] SINGER M A，JANSEN M E，TYLER L，et al. Long-term results of combination therapy using anti-VEGF agents and dexamethasone intravitreal implant for retinal vein occlusion：an investigational case series[J]. Clin Ophthalmol，2016，11：31-38.

第十八章
外层渗出性视网膜病变的眼内用药

第一节 概述

外层渗出性视网膜病变又称 Coats 病，由 George Coats 于 1908 年首次报道。它是一种以视网膜毛细血管异常扩张、粟粒样动脉瘤、广泛视网膜渗出和渗出性视网膜脱离为特征的眼部病变。该病多单眼发病，无种族特异性，好发于婴幼儿或青少年男性，一般在 10 ～ 20 岁发病，12 岁以下占 97.2%，男性发病率是女性的 3 倍。但近年的研究发现，在 Coats 病患者中，成人 Coats 病患者已约占其中的 7.0%。

Coats 病早期病变极轻微，可以只是周边或黄斑区局限点状黄白色渗出，很容易漏诊或误诊。之后随着视网膜血管异常表现加剧，血管内的物质渗出至视网膜层间或层下，呈现一个或多个扁平或隆起的大斑块黄白色渗出灶。渗出灶周围可见胆固醇结晶沉着及点、片状出血。黄斑受累时可呈星芒状或环形硬性渗出。病变继续进展形成不同程度的视网膜脱离，晚期可因视网膜全脱离导致失明，最终致眼球萎缩。

Shields 等根据 Coats 病的临床表现将其分为 5 期。

1 期：仅表现为视网膜毛细血管扩张。

2 期：可合并视网膜渗出。

3 期：出现渗出性视网膜脱离，根据脱离是否累及黄斑部，再分 3a（未累及黄斑部）和 3b（累及黄斑部）。

4 期：完全的视网膜脱离合并青光眼。

5 期：终末期（眼球萎缩）。

Coats 病相关的发病机制包括以下几点：

（1）血管因素 目前有两种比较认可的理论。第一种是血-视网膜屏障破坏和代偿功能失调导致血浆渗入血管壁，使部分血管壁增厚，血管壁呈腊肠样改变，最终坏死、紊乱和再生；第二种理论是视网膜血管周细胞和内皮细胞异常，导致异常视网膜血管和动脉瘤形成，血管闭塞、缺血，富脂质的渗出物渗漏到视网膜下，最后继发视网膜的相应改变，如视网膜增厚、囊样病变或视网膜脱离。

（2）细胞因子 包括血管内皮生长因子和炎症因子。最近有研究表明，Coats 病患者在房水、玻璃体和视网膜下液中均可检测到 VEGF 水平升高，推测 VEGF 介导的血管再生失调可能是 Coats 病的发病机制之一。

有研究发现，Coats 病患者房水中 IL-6、IL-8、IL-1β、MCP1、TNF-α 升高。但关于炎性细胞因子在 Coats 病发病中的作用还需更多的研究来佐证。

第二节 治疗原则

Coats 病的治疗包括以下几个方面。

（1）玻璃体腔注射抗 VEGF 药物，以抑制新生血管，促进异常血管稳定和退化。

（2）玻璃体腔注射激素类药物，以减少水肿和血管渗漏。

（3）行患眼的视网膜光凝、冷冻术，破坏异常毛细血管扩张，减少需氧量和血管生成驱动。

（4）行玻璃体切除术、视网膜下液引流术，以治疗并发症，减轻对视力的损害。

（5）控制病情发展，防止严重并发症发生。

第三节 眼内用药方案

针对 Coats 病，目前效果较好的眼内药物治疗方法是抗 VEGF 药物。VEGF 是对血管生成和维持有重要作用的蛋白。Coats 病的发病机制之一是眼内 VEGF 浓度明显升高，应用抗 VEGF 药物治疗，可以促进异常的血管稳定或退化，减轻黄斑的水肿及渗漏，维持或改善患者视力。而对于 3 期以上新生血管青光眼患者，抗 VEGF 药物可作为稳定甚至逆转病情从而挽救眼球的重要治疗方法。

目前临床应用的抗 VEGF 药物包括贝伐珠单抗、雷珠单抗、康柏西普、阿柏西普及最新上市的布洛赛珠单抗。但是目前有关抗 VEGF 药物治疗 Coats 病并未形成标准化治疗模式，在何阶段选择抗 VEGF 治疗、治疗剂量及治疗频次等还没有定论。理论上，任何分期的 Coats 病均可以行抗 VEGF 治疗。大部分报道均在病变 2 期、3 期使用抗 VEGF 药物，依据病情 1 次或多次重复注射。另外，研究报道抗 VEGF 药贝伐珠单抗会加重玻璃体视网膜的机化从而导致牵拉性视网膜脱离，因此应谨慎选择。

目前所有的抗 VEGF 药物，如雷珠单抗、阿柏西普、康柏西普，按常规剂量玻璃体腔注射即可，再依据病情决定是否进行后续治疗。

依据 Coats 病可能有潜在的炎症成分，皮质类固醇激素是另一种可用于 Coats 病眼内治疗的药物。有研究报道，玻璃体腔植入地塞米松植入剂治疗 Coats 病，可以完全溶解渗出物，有效减轻黄斑水肿及渗出。另有研究认为，玻璃体腔注射曲安奈德可作为 Coats 病有效的辅助治疗手段，可减轻黄斑水肿、减少血管渗漏。但曲安奈德眼内注射更容易引起眼内压升高、白内障等并发症，临床应用有一定限制，同时需要进一步的动物及临床研究判断其治疗效果。

第四节　眼内用药的后续治疗

在 Coats 病早期，当血管及渗出性病变限于视网膜周边时，通过恰当的治疗，多数渗出可以缓慢吸收，范围逐步缩小，治疗后有望保留正常视力。当出现视网膜脱离，经眼内用药平复视网膜后，可针对病变区进行激光治疗，封闭扩张的毛细血管。对于眼内增生严重及 3 期以上 Coats 病患者，常需进行玻璃体切除术，联合眼内放视网膜下液，进行眼内光凝或经巩膜冷冻，采用硅油填充等方法治疗。

也有少数报道采用光动力疗法联合抗 VEGF 治疗，能有效控制病情发展。

（王启常　张姗姗）

参考文献

[1] RISHI E, RISHI P, APPUKUTTAN B, et al. Coats' disease of adult-onset in 48 eyes[J]. Indian J Ophthalmol, 2016, 64（7）: 518-523.

[2] KASE S, RAO N A, YOSHIKAWA H, et al. Expression of vascular endothelial growth factor in eyes with Coats disease[J]. Invest Ophthalmol Vis Sci, 2013, 54（1）: 57-62.

[3] LI S, DENG G, LIU J, et al. The effects of a treatment combination of anti-VEGF injections, laser coagulation and cryotherapy on patients with type 3 Coats disease[J]. BMC Ophthalmol, 2017, 17（1）: 76.

[4] ZHANG L, KE Y, WANG W, et al. The efficacy of conbercept or ranibizumab intravitreal injection combined with laser therapy for Coats disease[J]. Graefes Arch Clin Exp Ophthalmol, 2018, 256（7）: 1339-1346.

[5] SHIEH W S, SHAH G K, BLINDER K J. Coats' Disease-Related Macular Edema Treated with Combined Aflibercept and Laser Photocoagulation[J]. Case Rep Ophthalmol Med, 2017, 2017: 2824874.

[6] PATEL N A, BERROCAL A, MURRAY T G, et al. Advanced Coats' disease treated with intravitreal brolucizumab combined with laser photocoagulation[J]. American Journal of Ophthalmology Case Reports, 2020, 19: 100815.

[7] CHEN Q S, LIANG S Y, WANG X Z, et al. Efficacy and safety outcomes of intravitreal dexamethasone implant therapy for the treatment of adult Coats' disease[J]. J Ophthalmol, 2020, 2020: 1-9.

[8] BOHM M R, UHLIG C E. Use of intravitreal triamcinolone and bevacizumab in Coats' disease with central macular edema[J]. Graefe's Arch Clin Exp Ophthalmol, 2011, 249（7）: 1099-1101.

[9] KIM J, PARK K H, WOO S J. Combined photodynamic therapy and intravitreal bevacizumab injection for the treatment of adult Coats' disease: a case report[J]. Korean J Ophthalmol, 2010, 24: 374-376.

第十九章
急性视网膜坏死的眼内用药

第一节　概述

急性视网膜坏死综合征（acute retinal necrosis syndrome，ARNS）别名桐泽型葡萄膜炎，1971 年由 Urayama 等首次报道，是一种由水痘 - 带状疱疹病毒、单纯疱疹病毒、巨细胞病毒等感染导致的眼部综合征。早期以急性葡萄膜炎、玻璃体炎、闭塞性视网膜动脉炎、融合性坏死性视网膜炎为主要临床表现。部分患者伴有眼内压升高，后期约 75% 的患者发生视网膜变薄、多发裂孔、视网膜脱离及视神经萎缩。年轻组患者（年龄＜30 岁）多为单纯疱疹病毒二型（HSV-2）所引起，年龄稍大的患者（年龄在 30～40 岁）多为单纯疱疹病毒一型（HSV-1）所引起，年龄较大者（平均年龄在 50 岁）多为带状疱疹病毒（VZV）导致。既往研究结果显示，ARNS 多发生在免疫状态正常的人群中，近年来也有 ARNS 出现在癌症患者和人类免疫缺陷综合征患者中的报道。该病可发生于任何年龄，以成年人多见，男女发病率无差异。ARNS 可为单眼发病或单眼先发病，如治疗不及时，约有 70% 的患者会累及对侧眼，可于一眼发病数周至数年后对侧眼出现症状。若 ARNS 诊断和治疗不及时或药物治疗不当，患者的治疗时机被延误，将导致严重的视力损害甚至失明。

第二节　眼内用药原则

全身抗病毒治疗常作为首选，可使活动期 ARNS 患者视网膜坏死病灶消退，延迟或防止出现新的视网膜坏死病灶，减少健眼受累的机会。当全身已足量使用抗病毒药物，但眼底的病变还在继续发展，如出现闭塞性动脉炎或累及后极部，已导致渗出性视网膜脱离即便还没有出现孔源性视网膜脱离时，或使用抗病毒药引起全身出现严重的不良反应时，应于玻璃体腔注射抗病毒药物进行治疗。直接玻璃体腔注射抗病毒药物，可以在眼内形成有效的药物浓度，药物直接作用于病灶，对于控制病情非常有利。

当出现视盘水肿及黄斑水肿时，可酌情使用皮质类固醇药物。

RNS 患者的 VEGF 水平也比较高，周边部视网膜及视盘周围的视网膜血管闭塞与 VEGF 升高有关。通过阻断 ARNS 患者的 VEGF，对视网膜和视盘血流灌注具有一定的保护作用。应用抗 VEGF 药治疗 ARNS 导致的黄斑水肿也有较好疗效。

第三节　眼内用药方案

1. 更昔洛韦和膦甲酸

更昔洛韦和膦甲酸为常用的玻璃体腔注射药物。更昔洛韦玻璃体腔注射剂量及频次：每次 2～5 mg，每周 2 次，共 5～8 次。每次注射前抽取房水检测病毒载量和 IL-8、VEGF 水平，判断治疗是否有效。如果病毒载量未降低，IL-8、VEGF 水平升高，应改为更昔洛韦 3 mg＋膦甲酸钠 2.4 mg。

一种新型的利用乙烯聚醋乙烯酯共聚物膜包裹的更昔洛韦玻璃体腔缓释剂，可通过渗透聚乙烯醇来逐渐释放药物颗粒，扩散到玻璃体腔的速率恒定在 1 μg/h，一次性植入可持续发挥治疗作用达半年以上，不易因反复注射药物而导致感染等并发症的发生。

2. 皮质类固醇

ARNS 合并视盘水肿的患者，可使用曲安奈德联合膦甲酸玻璃体腔注射，使视盘

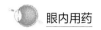

水肿逐渐改善，视力逐步得到提升。ARNS 导致的黄斑水肿，在眼内注射抗病毒药物的基础上，可眼内注射地塞米松缓释剂，也能取得较好的效果。

3. 抗 VEGF 药物

抗 VEGF 药物的眼内注射，对于 ARNS 的治疗也是有益的。Ortega-Evangelio 等使用玻璃体腔注射阿柏西普治疗了一例 ARNS 继发弥漫性、非牵拉性黄斑水肿的患者，在注射 3 针后患者的黄斑水肿明显消退。有学者报道了托珠单抗静脉注射联合阿柏西普玻璃体腔注射治疗了一例 ARNS 继发的难治性黄斑水肿。但目前抗 VEGF 药物治疗 ARNS 多为病例报道，还有待更多临床研究来进一步明确抗 VEGF 药物在治疗 ARNS 中的作用。

第四节　眼内用药的后续治疗

在眼内注药基础上进行预防性玻璃体切割，对于预防视网膜脱离、保存和提高视力有一定帮助。

（陈忠平　宁向艳）

参考文献

[1] FLAXEL C J，YEH S，LAUER A K. Combination systemic and intravitreal antiviral therapy in the management of acute retinal necrosis syndrome（an American Ophthalmological Society thesis）[J]. Trans Am Ophthalmol Soc，2013，111：133-144.

[2] BUTLER N J，MORADI A，SALEK S S，et al. Acute Retinal Necrosis：Presenting Characteristics and Clinical Outcomes in a Cohort of Polymerase Chain Reaction-Positive Patients[J]. Am J Ophthalmol，2017，179：179-189.

[3] PALAY D A，STERNBERG P J R，DAVIS J，et al. Decrease in the risk of bilateral acute retinal necrosis by acyclovir therapy[J]. Am J Ophthalmol，1991，112（3）：250-255.

[4] 狄宇，叶俊杰 . 急性视网膜坏死诊断及治疗的研究进展 [J]，中华眼科杂志，2018，54（4）：305-311.

[5] DOKEY A T，HAUG S J，Mc DONALD H R，et al. Acute retinal necrosis secondary to multidrug-resistant herpes simplex virus 2 in an immunocompetent adolescent[J]. Retin Cases Brief Rep，2014，Fall；8（4）：260-264.

[6] DE VISSER L，DE BOER J H，RIJKERS G T，et al. Cytokines and Chemokines Involved in Acute Retinal Necrosis[J]. Invest Ophthalmol Vis Sci，2017，58（4）：2139-2151.

[7] ORTEGA-EVANGELIO L，NAVARRETE-SANCHIS J，WILLIAMS B K，et al. Aflibercept in the management of acute retinal necrosis syndrome-related macular edema[J]. Eur J Ophthalmol，2018，28（2）：259-261.

[8] RAMÓN A S，MOSQUERA R P，RASOS N M. Response to anti-VEGF therapy in macular oedema secondary to acute retinal necrosis[J]. Arch Soc Esp Oftalmol（Engl Ed），2019，94（1）：41-44.

[9] WONG R W，JUMPER J M，Mc DONALD H R，et al. Emerging concepts in the management of acute retinal necrosis[J]. Br J Ophthalmol，2013，97（5）：545-552.

[10] MUNSON P D，NELSON M L，CRAWFORD C，et al. Use of intravitreal triamcinolone for the treatment of optic nerve edema in a patient with acute retinal necrosis：case report[J]. Retin Cases Brief Rep，2015，9（2）：102-103.

[11] MAJUMDER P D，BISWAS J，AMBREEN A，et al. Intravitreal dexamethasone implant for the treatment of cystoid macular oedema associated with acute retinal necrosis[J]. J Ophthalmic Inflamm Infect，2016，6（1）：49.

[12] BOGRAD A，VILLIGER P M，MUNK M R，et al. Tocilizumab and Aflibercept as a Treatment Option for Refractory Macular Edema after Acute Retinal Necrosis[J]. Ocul Immunol Inflamm，2023，31（1）：242-245.

第二十章
非感染性葡萄膜炎的眼内用药

第一节　概述

葡萄膜炎是一类并非罕见的潜在威胁视力的眼内炎症性疾病，可累及葡萄膜、视网膜、视网膜血管及玻璃体。其年发病率为 0.02% ～ 0.05%，患病率为 0.1% ～ 0.15%。葡萄膜炎已导致全球 10% ～ 15% 的患者失明；在中国，有 4% ～ 10% 的患者因葡萄膜炎而失明。并且，葡萄膜炎是世界上可预防性失明的第三大致病因。葡萄膜炎的病因复杂多样，发病机制涉及多方面。非感染性葡萄膜炎是目前最常见的葡萄膜炎类型，包括三大类：特定类型的葡萄膜炎、伴有全身性疾病的葡萄膜炎和特发性葡萄膜炎（病因和类型均不明）。

持续的眼内炎症可导致眼部并发症及严重的视力损伤，而葡萄膜炎黄斑水肿是慢性葡萄膜炎最常见、最严重的并发症之一，是引起葡萄膜炎患者永久性视力损害的主要原因。

儿童葡萄膜炎相对于成人而言发病率虽然不高，但由于多数儿童葡萄膜炎发病隐匿，再加上儿童自我感觉及表达能力有限和临床表现的异质性，临床上极易误诊和漏诊，其并发症和致盲率较成人也明显增加。而且可能与多种全身性疾病有关，如幼年特发性关节炎（JIA）、Behcet 病、结节病、血管炎等。

自身免疫因素及免疫遗传因素被认为是葡萄膜炎的主要致病因素，肿瘤坏死因子 -α、白细胞介素、干扰素等细胞因子调节紊乱，Th17/Treg 细胞亚群比例失衡，多因素、多通路介导产生自身免疫性炎症反应，导致眼免疫微环境的稳定被破坏，是非感染性葡萄膜炎发生及加重的重要机制。

非感染性葡萄膜炎的发生以 T 细胞介导的细胞免疫反应为主，B 细胞参与的促进、调节机制也逐步被认识。刺激源（如 IRBP、视网膜自身抗原或具有类似视网膜抗原的病原体）激活抗原呈递细胞，诱导 T 细胞分化为特异性 Th1 和 Th17 细胞。被激活的 Th1 和 Th17 细胞可通过正常的血 – 视网膜屏障进入眼内，并被交叉反应性的眼部自身抗原重新激活。活化后的 Th1 和 Th17 细胞分泌细胞因子和趋化因子，破坏血 – 视网膜屏障，吸引炎性细胞（包括粒细胞、巨噬细胞或单核细胞和非特异性淋巴细胞）进入眼内，发生炎症，破坏眼组织。而 B 细胞的可能作用机制有：①进化为浆细胞，产生抗体，促进炎症和眼组织的损伤；② B 细胞通过独立于抗体的功能调节 T 细胞的增殖和分化；③ B 细胞产生的细胞因子也可以影响其他免疫细胞。调节性 B 细胞主要通过产生 IL-10 和 IL-35 来调节免疫，也可以通过 PD-1/PD-L1 或 Fas/Fasl 依赖机制杀死 T 细胞。

第二节　眼内用药原则

目前，治疗葡萄膜炎的药物主要通过拮抗某一个或多个细胞因子，或选择性抑制 T、B 淋巴细胞而阻断其免疫反应过程，临床上分为三类：皮质类固醇、免疫抑制剂、生物制剂。

皮质类固醇对炎症因子有广泛的阻断作用，所以是非感染性葡萄膜炎治疗的首选药物，尤其是在炎症的急性期。当需长期大剂量使用皮质激素或出现激素引起的严重不良反应，可考虑免疫抑制剂和生物制剂的单独或联合使用。全身应用激素和免疫抑制剂联合治疗可以取得一定疗效，但长期应用有明显的不良反应。玻璃体腔注射疗法已成为全身用药的有效替代方案，而且玻璃体腔注射途径的靶向治疗可实现非感染性葡萄膜炎患者个性化的精准治疗，产生最大的疗效和最少的并发症。玻璃体腔注药不增加口服激素或免疫抑制剂的剂量，能更高效、更安全地治疗葡萄膜炎，尤其是葡萄膜炎的黄斑水肿。应当注意，葡萄膜炎及黄斑水肿随激素减量而复发，随激素增加和（或）加用新的免疫抑制剂而消退。当患者不能耐受口服药物或依

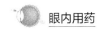

从性降低时，可导致葡萄膜炎复发或加重。

第三节　眼内用药方案

目前可用于玻璃体注射治疗非感染性葡萄膜炎的药物及用量见表 21-1。

表 21-1　非感染性葡萄膜炎常用玻璃体腔注射用药及用量

药物名称	曲安奈德	地塞米松玻璃体腔植入剂	氟轻松植入剂	抗血管内皮生长因子（如雷珠单抗）	阿达木单抗	英夫利西单抗
剂量	4 mg/0.1 mL	0.7 mg	0.18 mg	0.5 mg/0.05 mL	1.5 mg/0.03 mL	1 mg/0.05 mL

1. 曲安奈德

玻璃体腔曲安奈德注射治疗常引起白内障或青光眼等并发症，目前临床已较少使用。在医疗和经济条件相对落后的地区，可作为备选药物，但应密切关注其不良反应。

2. 地塞米松玻璃体腔植入剂

地塞米松玻璃体腔植入剂是目前临床应用最为广泛的糖皮质激素，是非感染性葡萄膜炎玻璃体腔注射的一线用药。植入的指征主要有：①伴有黄斑囊样水肿或玻璃体炎性混浊 2+ 及以上的非感染性中间及后部葡萄膜炎患者；②不能耐受长期全身大剂量使用糖皮质激素或免疫抑制剂治疗的患者。该药物一次注入后，可持续释放 6 个月，具有作用时间长、疗效显著及安全性高等特点。但在慢性炎症情况下，需重复给药（间隔时间＞ 3 个月）。

3. 抗血管内皮生长因子

抗 VEGF 药物可有效降低 VEGF，阻止血管渗漏而抑制葡萄膜炎的黄斑水肿，但疗效仅能维持 1 个月左右，为二线用药，主要用于不宜用糖皮质激素及葡萄膜炎继发脉络膜新生血管的患者。如出现炎症复发，表现为前房细胞和（或）玻璃体混浊较前次检查增加 2 级或 2 级以上，黄斑中心凹厚度增厚超过 50 μm 或视力下降超过 2 行，可考虑重复眼内注药或联合口服糖皮质激素或免疫抑制剂治疗。

儿童非感染性葡萄膜炎的治疗策略：在急性炎症期使用糖皮质激素控制炎症，随后尽快过渡到免疫调节治疗，如抗代谢药、T 细胞抑制剂、烷化剂、生物制剂等。但治疗效果受诸多方面因素的影响，包括患者依从性差、皮质类固醇引起高眼内压和白内障的趋势增加，以及青春期前儿童发生皮质类固醇诱导的生长迟缓等。玻璃体腔注射地塞米松玻璃体腔植入剂是一种有效的治疗儿童难治性葡萄膜性 CME 的辅助治疗方法，其疗效与成年人的研究结果一致。但值得注意的是，在儿童中，皮质类固醇引起的眼内压反应往往发生得更频繁和更快。

其他药物，如阿达木单抗、英夫利西单抗，目前临床应用较少，其疗效需要更多的研究来评估。

第四节 眼内用药的后续治疗

葡萄膜炎后期如出现继发性青光眼应积极行降眼内压治疗，以减少对视神经的进一步损伤。如出现并发性白内障，在炎症基本控制、病情相对稳定的情况下，可给予白内障超声乳化 + 人工晶体植入术，尽可能改善患者视力。葡萄膜炎患者还可出现视神经萎缩、黄斑萎缩等眼部并发症，可联合营养神经的药物支持治疗，对保护患者的视力有一定的作用。

（陈忠平　宁向艳）

参考文献

[1] TSIROUKI T，DASTIRIDOU A，SYMEONIDIS C，et al. A Focus on the Epidemiology of Uveitis[J]. Ocul Immunol Inflamm，2018，26：2-16.

[2] DE SMET M D，TAYLOR S R，BODAGHI B，et al. Understanding uveitis：the impact of research on visual outcomes[J]. Prog Retin Eye Res，2011，30：452-470.

[3] MISEROCCHI E，MODORATI G，MOSCONI P，et al. Quality of life in patients with uveitis on chronic systemic immunosuppressive treatment[J]. Ocul Immunol Inflamm，2010，18：297-304.

[4] KRISHNA U，AJANAKU D，DENNISTON A K，et al. Uveitis：a sight-threatening disease which

can impact all systems[J]. Postgrad Med J，2017，93：766-773.

[5] GUI W，DOMBROW M，MARCUS I，et al. Quality of Life in Patients with Noninfectious Uveitis Treated with or without Systemic Anti-inflammatory Therapy[J]. Ocul Immunol Inflamm，2015，23：135-143.

[6] SMET MDD, OKADA A A. Cystoid Macular Edema in Uveitis[J]. Dev Ophthalmol, 2010, 47（1）: 136-147.

[7] ANGELES-HAN S T，LO M S，HENDERSON L A，et al. Juvenile Idiopathic Arthritis Disease-Specific and Uveitis Subcommittee of the Childhood Arthritis Rheumatology and Research Alliance. Childhood arthritis and rheumatology research alliance consensus treatment plans for juvenile idiopathic arthritis- associated and idiopathic chronic anterior uveitis[J]. Arthritis Care Res（ Hoboken ），2019，71：482-491.

[8] SEN E S，RAMANAN A V. Juvenile idiopathic arthritis-associated uveitis[J]. Clin Immunol，2020，211：108322.

[9] AL-HADDAD C，BOUGHANNAM A，ABDUL FATTAH M，et al. Patterns of uveitis in children according to age：comparison of visual outcomes and complications in a tertiary center[J]. BMC Ophthalmol，2019，19：137.

[10] ZHU L，CHEN B，SU W . A Review of the Various Roles and Participation Levels of B-Cells in Non-Infectious UveitIS[J]. Frontiers in Immunology，2021，12：676046.

[11] TALLOUZI M O，MOORE D J，CALVERT M，et al. The effectiveness of pharmacological agents for the treatment of uveitic macular oedema（UMO）：a systematic review protocol[J]. Syst Rev，2016，5：29.

[12] PARL U C，PARK J H，YU H G. Long-term outcome of intravitreal triamcinolone acetonide injection for the treatment of uveitis attacks in Behet disease[J]. Ocul Immunol Inflamm，2014，22（1）：27-33.

[13] 陈青山，梁思颖，赵霞，等 . 地塞米松玻璃体腔植入剂治疗难治性非感染性葡萄膜炎的有效性与安全性 [J]. 国际眼科杂志，2021，21（6）：1096-1100.

[14] LOWDER C，BELFORT R，LIGHTMAN S，et al. Dexamethasone intravitreal implant for noninfectious intermediate or posterior uveitis[J]. Arch Ophthalmol，2011，129（5）：545-553.

[15] ACHARYA N R，HONG K C，LEE S M. Ranibizumab for refractory uveitis-related macular edema[J]. Am J Ophthalmol，2009，148（2）：303-309. e2.

[16] NGELES-HAN S T，RINGOLD S，BEUKELMAN T，et al. 2019 American College of Rheumatology/Arthritis Foundation guideline for the screening，monitoring，and treatment of juvenile idiopathic arthritis-associated uveitis[J]. Arthritis Care Res（Hoboken），2019，71（6）：703-716.

[17] ANGELES-HAN S T，LO M S，HENDERSON L A，et al. Childhood arthritis and rheumatology research alliance consensus treatment plans for juvenile idiopathic arthritis-associated and idiopathic chronic anterior uveitis[J]. Arthritis Care Res（Hoboken），2019，71（4）：482-491.

[18] LEI S，LAM W C. Efficacy and safety of dexamethasone intravitreal implant for refractory macular edema in children[J]. Can J Ophthalmol，2015，50：236-241.

第二十一章
视网膜静脉周围炎的眼内用药

第一节　概述

视网膜静脉周围炎，由 Henry Eales 于 1880 年首次报道，因此又称 Eales 病。该病是一种特发性闭塞性视网膜血管病变，主要影响年轻患者双侧的外周视网膜，视力损害的特征性表现为复发性玻璃体出血。多数 Eales 病患者为男性，但也有性别分布相等的报道。这种疾病在印度和中东地区更为普遍。

Eales 病以闭塞性外周视网膜血管炎、毛细血管无灌注和缺血、视盘和视网膜新生血管形成引起复发性玻璃体出血和牵拉性视网膜脱离为特征，形成视网膜静脉周围炎、静脉闭塞和视网膜新生血管的三阶段重叠。Eales 病的三阶段通常按顺序进展，早期表现为视网膜静脉周围炎，血管（主要是静脉）为鞘状；中期导致静脉闭塞、视网膜缺血、血管内皮生长因子增加；晚期在视网膜灌注区和无灌注区交界处有新生血管形成。在疾病演化的过程中，可出现玻璃体出血、黄斑水肿、继发牵引性及裂孔源性甚或混合性视网膜脱离，以及继发性新生血管性青光眼。Eales 病患者最常见的表现是继发于玻璃体出血和血管炎的突发性视力丧失，其诊断需要排除其他表现类似的全身性或眼部疾病。

约 90% 的 Eales 病患者为双侧患病，但双眼的病变程度往往呈不对称性，患者常因单侧玻璃体出血引起的视力突然模糊或飞蚊症就诊，使医师能够在那些单侧症状的患者对另一侧眼睛的发病早期进行干预。Eales 病的病程变化较大，部分病例表现为逐渐进展，而在另一部分病例中则可表现为暂时甚至永久性缓解。

为了对疾病的严重程度进行分类和评估，人们创建了 4 阶段分期法（表 21-1）。

表 21-1　Eales 病严重程度 4 阶段分期

分期		表现
Ⅰ期	Ⅰa	小口径血管伴浅表视网膜出血的静脉周围炎
	Ⅰb	大口径血管伴浅表视网膜出血的静脉周围炎
Ⅱ期	Ⅱa	毛细血管无灌注
	Ⅱb	视网膜、视盘新生血管形成
Ⅲ期	Ⅲa	纤维血管增生
	Ⅲb	玻璃体出血
Ⅳ期	Ⅳa	牵引、孔源性视网膜脱离
	Ⅳb	虹膜红变、新生血管性青光眼、并发性白内障和视神经萎缩

第二节　疾病的发生机制

目前，人们对 Eales 病的病理生理仍然知之甚少，发病机制尚不清楚。虽然定义为特发性疾病，但研究提示，Eales 病与结核分枝杆菌和对结核抗原的超敏反应有关。对患者视网膜前膜和玻璃体样本进行聚合酶链反应（PCR）分析发现，50% ～ 70%的 Eales 病患者分枝杆菌属阳性，结核分枝杆菌的 *MPB64* 基因已经在大量有据可查的 Eales 病患者中被发现。然而，玻璃体标本的培养没有显示任何玻璃体抽吸物中有结核分枝杆菌生长。因此，研究者认为，尽管 Eales 病患者可能不携带细菌活体，但他们可能携带结核分枝杆菌的无活性生物体或脱氧核糖核酸（DNA）。

另据报道，Eales 病可能与自身免疫性全身性疾病有关。免疫组织化学分析显示，病变中淋巴细胞尤其是 T 淋巴细胞浸润，与Ⅳ型超敏反应一致，这是对结核菌素的特征性反应，但也可能是视网膜 S 抗原引发的自身免疫机制的表达。

在 Eales 病患者玻璃体中观察到大量的 VEGF 表达，可能是由视网膜缺血和慢性低度炎症所致。玻璃体生化分析显示，与另一种有效的缺血抑制剂——色素上皮衍生因子（pigment epithelium derived factor，PEDF）的降低相反，几种生长因子（尤其是 VEGF）显著增加，反应性物质增加，而维生素 E 和维生素 C、超氧化物歧化酶、谷胱甘肽和谷胱甘肽过氧化物酶减少，提示为氧化应激反应。

在 Eales 病中，视网膜新生血管（NVE）、视盘新生血管（NVD）和两者都有（NVD + NVE）的发生率分别为 33%～73%、1%～4% 和 1%～3%。患者玻璃体中存在炎症细胞因子（白细胞介素 -6、白细胞介素 -8 和单核细胞化学吸引蛋白 -1）和血管内皮生长因子（VEGF）。血管生成是一个高度复杂和协调的过程，缺氧诱导的血管内皮生长因子表达是眼内新生血管形成复杂过程的一个方面，趋化因子参与眼内新生血管的形成，细胞因子在眼内炎症中起重要作用。此外，由氧化损伤诱导的多种血管生成因子的级联相互作用可促进持续的视网膜新生血管形成，其中 VEGF 在正常和病理条件下起着关键作用。复发性 VH 发作可由这些新生血管引起，也可能与血管壁坏死和严重血管炎引起的外周毛细血管渗漏有关。

研究还发现，白细胞介素 -1（interleukin-1）和肿瘤坏死因子 -α（tumor necrosis factor-α，TNF-α）也在视网膜静脉周围炎的因果关系和新生血管形成中起重要作用。TNF-α 水平升高与炎症的严重程度有关，疾病的炎症等级越高，TNF-α 水平越高，并且 TNF-α 水平的持续升高与疾病的增殖期有关。由于 TNF-α 诱导的促凋亡过程和细胞死亡信号传导，更高水平的 TNF-α 可能将疾病的炎症阶段转化为增殖阶段。因此，疾病的严重程度增加对早期抗 TNF-α 治疗以控制炎症和相关的长期后遗症具有重要意义。TNF-α 是控制特发性视网膜静脉周围炎活性的新靶点。

第三节　治疗原则与用药时机

Eales 病的治疗包括全身药物治疗、玻璃体腔药物注射、视网膜激光光凝和玻璃体切除术。根据 Eales 病的临床分期采用不同的治疗方法。

在活动性血管炎阶段，特别是在重症双侧病例中，采用全身性皮质类固醇治疗可有效控制 Eales 病的活跃期。全身性皮质类固醇联合抗结核治疗，至少应持续 9 个月。免疫抑制剂（如甲氨蝶呤、环孢素和硫唑嘌呤）通常用于皮质类固醇不足、需要停药或禁忌的病例。比如，口服甲氨蝶呤进行免疫抑制治疗，可实现疾病控制和预防皮质类固醇治疗的不良反应。

对血管炎继发的囊样黄斑水肿，可用皮质类固醇玻璃体腔注射治疗。可玻璃体腔注射曲安奈德 4 mg/0.1 mL，按需给药。持续释放的皮质类固醇眼内植入物有助于实现更有利的视觉结果。

病理性血管生成是在视网膜缺氧期间 VEGF 上调的结果，可应用抗 VEGF 药物治疗。玻璃体腔注射抗 VEGF 药物既可加速新生血管的消退，还可控制黄斑水肿，促进玻璃体积血的吸收。由于这些患者可能不止一次出现出血或黄斑水肿，因此在复发的情况下需重复注射。

另外，玻璃体腔注射抗 VEGF 药物作为晚期 Eales 病玻璃体切除术的辅助手段也被提倡。但应注意，可能导致 TRD 和继发性 RRD 的发生和发展。

理论上，各种抗 VEGF 药物对 Eales 病的新生血管形成有效，按需以常规剂量给药即可，但不同的抗 VEGF 药物的作用效果有一定差异。研究发现，对玻璃体腔注射雷珠单抗没有明显反应的患者，使用阿柏西普时显示出视网膜新生血管消退。这可能是阿柏西普不仅结合 VEGF-A 和 VEGF-B 的所有亚型，还结合胎盘生长因子（PGF）。此外，阿柏西普与 VEGF 的结合率更快，对 VEGF 的结合亲和力高于雷珠单抗。因此，阿柏西普可以更有效地中和玻璃体腔 VEGF 的水平，并对控制炎症产生进一步的积极作用。

当出现视网膜缺血时，在非灌注区域进行早期视网膜光凝治疗对视觉结局有积极作用。

第四节　眼内用药的后续治疗

尽管抗结核治疗在 Eales 病中的作用仍存在一些争议，但当 γ- 干扰素释放试验（interferon-gamma release assays，IGRA）和（或）结核菌素敏感性试验呈阳性，或患者伴肺结核时，抗结核治疗在疾病控制中非常重要。

对于活动性血管炎，不建议进行光凝治疗，因为光凝可能释放更多的血管生成因子，并可能加重新生血管形成。皮质类固醇或免疫抑制治疗可避免对光凝治疗的需求。

外周视网膜光凝联合抗 VEGF 玻璃体腔注射是疾病增殖期和严重视网膜缺血病

例的首选治疗方法。

当患者有持续性新生血管时，早期行玻璃体切除术可使患者的视力改善。在存在影响或威胁黄斑的严重新生血管和 TRD 的情况下，需要进行玻璃体视网膜手术。

（陈娟　刘汉生）

参考文献

[1] RENIE W A，MURPHY R P，ANDERSON K C，et al. The evaluation of patients with Eales' disease[J]. Retina，1983，3（4）：243-248.

[2] LOPEZ S M，MEDINA S M，LOPEZ F M. Eales' disease：epidemiology，diagnostic and therapeutic concepts[J]. Int J Retina Vitreous，2022，8（1）：3.

[3] DAVIS J，SCHECTER S H，SOWKA J. Eales' disease：the great masquerader[J]. Optometry，2009，80（7）：354-359.

[4] PATEL D，MAJUMDER P D，BISWAS J. Papillophlebitis as an initial presentation of Eales' disease[J]. Oman J Ophthalmol，2020，13（3）：161-163.

[5] BISWAS J，SHARMA T，GOPAL L，et al. Eales disease--an update[J]. Survey of Ophthalmology，2002，47（3）：197-214.

[6] SAXENA S，KUMAR D. A new staging system for idiopathic retinal periphlebitis[J]. Eur J Ophthalmol，2004，14（3）：236-239.

[7] SINGH U B，MOHAPATRA S，WAGH V K，et al. Association of Mycobacterium tuberculosis in the causation of Eales disease：an institutional experience[J]. Indian Journal of Medical Microbiology，2015，33（5）：43-45.

[8] ERRERA M. H，PRATAS A，GOLDSCHMIDT P，et al. Eales' disease[J]. J Fr Ophtalmol，2016，39（5）：474–482.

[9] BISWAS J，THERESE L，MADHAVAN H N. Use of polymerase chain reaction in detection of Mycobacterium tuberculosis complex DNA from vitreous sample of Eales' disease[J]. British Journal of Ophthalmology，1999，83（8）：994.

[10] MADHAVAN H N，THERESE K L，GUNISHA P，et al. Polymerase chain reaction for detection of Mycobacterium tuberculosis in epiretinal membrane in Eales' disease[J]. Investigative Ophthalmology and Visual Science，2000，41（3）：822-825.

[11] BISWAS J，RAVI R K，NARYANASAMY A，et al. Eales' disease - current concepts in diagnosis and management[J]. Journal of Ophthalmic Inflammation and Infection，2013，3（1）：11.

[12] SAXENA S，RAJASINGH J，BISWAS S，et al. Cellular immune response to retinal S-antigen and interphotoreceptor retinoid-binding protein fragments in Eales disease patients[J]. Pathobiology，1999，67：39-44.

[13] HSIA N Y，LIN C J，LAI C T，et al. Intravitreal Aflibercept as a Rescue Therapy for Retinal Neovascularization and Macular Edema due to Eales Disease[J]. Case Rep Ophthalmol Med，2021：8887362.

[14] BISWAS J，REESHA K R，PAL B，et al . Long-Term Outcomes of a Large Cohort of Patients with Eales'Disease[J]. Ocul Immunol Inflamm，2018，26：870-876.

[15] MURUGESWARI P，SHUKLA D，RAJENDRAN A，et al. Proinflammatory cytokines and angiogenic and anti-angiogenic factors in vitreous of patients with proliferative diabetic retinopathy and Eales disease[J]. Retina，2008，28（6）：817-824.

[16] MURUGESWARI P，SHUKLA D，KIM R，et al. Angiogenic potential of vitreous from proliferative diabetic retinopathy and Eales disease patients[J]. PLoS One，2014，9（10）：e107551.

[17] SAXENA S，ADITYA B P，VINAY K K，et al. Tumor necrosis factor-α-mediated severity of idiopathic retinal periphlebitis in young adults（Eales' disease）：implication for anti-TNF-α therapy[J]. J Ocul Biol Dis Infor，2010，3（1）：35-38.

[18] ERSOZ M G，HOCAOGLU M，MUSLUBAS I B S，et al. Vitrectomy Due to Vitreous Hemorrhage and Tractional Retinal Detachment Secondary to Eales' Disease[J]. Turk J Ophthalmol，2021，51（2）：102-106.

[19] AGRAWAL S，AGRAWAL J，AGRAWAL T P. Intravitreal triamcinolone acetonide in Eales disease[J]. Retina，2006，26：227-229.

[20] ISHAQ M，FEROZE A H，SHAHID M，et al. Intravitreal steroids may facilitate treatment of Eales'disease（idiopathic retinal vasculitis）：an interventional case series[J]. Eye（Lond），2007，21：1403-1405.

[21] DAS T，PATHENGAY A，HUSSAIN N，et al. Eales' disease：diagnosis and management[J].

Eye，2010，24（3）：472-482.

[22] GUPTA S R，FLAXEL C J. The use of a vascular endothelial growth factor inhibitor（ranibizumab）in macular edema due to eales disease[J]. Retinal Cases & Brief Reports，2012，6（1）：122-124.

[23] PATWARDHAN S D，AZAD R，SHAH B M，et al. Role of intravitreal bevacizumab in Eales disease with dense vitreous hemorrhage：a prospective randomized control study[J]. Retina，2011，31（5）：866-870.

[24] LEE J，FERRUCCI S. Peripapillary subretinal neovascular membranes：a review[J]. Optometry - Journal of the American Optometric Association，2011，82（11）：681-688.

[25] KUMAR A，SEHRA S V，THIRUMALESH M B，et al. Secondary rhegmatogenous retinal detachment following intravitreal bevacizumab in patients with vitreous hemorrhage or tractional retinal detachment secondary to Eales' disease[J]. Graefes Arch Clin Exp Ophthalmol，2012，250：685-690.

[26] KUMAR N，MARSIGLIA M，MREJEN S，et al. Visual and anatomical outcomes of intravitreal aflibercept in eyes with persistent subfoveal fluid despite previous treatments with ranibizumab in patients with neovascular age-related macular degeneration[J]. Retina，2013，33（8）：1605-1612.

[27] LIU Y，CHENG J，GAO Y，et al. Efficacy of switching therapy to aflibercept for patients with persistent diabetic macular edema：a systematic review and meta-analysis[J]. Annals of Translational Medicine，2020，8（6）：382.

[28] CALUGARU D，CALUGARU M，GHALI C E. Eales disease in a young adult man Case report[J]. Romanian Journal of Ophthalmology，2017，61（4）：306-309.

[29] NAMPERUMALSAMY P，SHUKLA D. Retina[M]. 5th ed. Philadelphia：Elsevier，2013.

[30] EI-ASRAR A M A，AI-KHARASHI S A. Full panretinal photocoagulation and early vitrectomy improve prognosis of retinal vasculitis associated with tuberculoprotein hypersensitivity（Eales' disease）[J]. The British Journal of Ophthalmology，2002，86（11）：1248-1251.

第二十二章
感染性眼内炎的眼内用药

第一节 概述

感染性眼内炎是指病原微生物侵入眼球，并在眼球内繁殖生长，导致眼内组织（包括玻璃体、视网膜、葡萄膜）及部分眼前段组织产生严重炎症反应，是临床上最为严重的眼科疾患之一。

感染性眼内炎可根据以下几个方面进行分类。

（1）根据感染途径 将感染性眼内炎分为外源性眼内炎和内源性眼内炎两大类。外源性眼内炎是感染性眼内炎中最为常见的类型，一般占全部感染性眼内炎的85%～95%。其最常见的感染途径为开放性眼球外伤，外伤后眼内炎的发生率一般为2.0%～17.4%，其发生率和受伤环境及是否伴有眼内异物相关。其次为内眼手术，其中白内障术后眼内炎的发生率最高，一般为0.07%～4.0%，玻璃体切除术后最低，一般为0.01%～0.02%。此外，较为常见的感染途径为角膜病变导致的角膜穿孔、抗青光眼术后的薄壁滤过泡破裂等。

内源性眼内炎的感染途径为血源性感染，占全部感染性眼内炎的5%～15%，常见于罹患有糖尿病、免疫功能低下、腔镜或体内管道型器官留置物术后者，以及长期使用糖皮质激素、免疫抑制剂及滥用抗生素的患者。

（2）根据致病微生物的不同 临床上常将感染性眼内炎分为细菌性眼内炎和真菌性眼内炎。而其他病原微生物或寄生虫导致的眼内感染往往归结为葡萄膜视网膜炎症的范畴。

（3）根据发病时间　感染性眼内炎可以分为急性眼内炎和迟发性眼内炎。其中大多数都表现为急性起病，部分毒力较弱的病原菌或结膜囊机会致病菌导致的眼内感染可表现为迟发的炎症反应。

第二节　临床特征

不同类型的感染性眼内炎有共性的临床表现，主要表现为视力下降、眼球疼痛、眼表混合性充血或睫状肌充血，角膜水肿，房水混浊、渗出甚或前房积脓，玻璃体混浊等。这些共性的临床表现，在临床鉴别眼内炎类型或治疗中并不具备很高的参考价值。除共性表现外，不同类型的眼内炎具有一定的自身特点。

（1）外伤性感染性眼内炎　绝大多数都有明确的外伤史及开放性伤口，只有少数病例的创伤史或伤口不明确，但基本都可借助询问病史和影像学检查加以明确。细菌性感染多数在伤后 24 ～ 48 小时即出现急剧的视力下降、眼痛、角膜水肿，前房有明确的炎症体征，严重的玻璃体混浊等；真菌性感染多数在伤后 3 ～ 7 天发病，占外伤性眼内炎的 4% ～ 14%，往往有眼部体征较重而眼痛等症状较轻的特点。少数感染会表现为迟发性反应，在伤后的 2 周、数周甚至数月后才出现眼内炎的表现，往往病情进展较慢，炎症也表现为轻症。

笔者曾总结一组小样本的迟发性外伤性感染性眼内炎病例，结果显示高达 40% 的患眼为玻璃体腔内睫毛异物存留导致。

（2）手术后感染性眼内炎　具有明确的内眼手术史，多表现为急性眼内炎，发病时间和外伤性感染性眼内炎一致，仅有极少数表现为迟发性。

（3）内源性感染性眼内炎　有明确的全身感染灶，如糖尿病患者的坏疽、软组织感染，以及其他免疫力低下患者出现的肝脓肿、肺部感染、感染性心内膜炎等；部分为近期肠道或腔镜手术及体内植入物留置、长期大量使用糖皮质激素或抗生素、接受放化疗等。内源性眼内炎的眼部典型特征为起病初期后段炎症明显重于前段，这一特点是因为内源性眼内炎是来源于血行感染，眼内感染起始于脉络膜而决定的。发病时间不同于外源性眼内炎，和全身感染之间在时效上具有不确定性。

感染性眼内炎轻症和重症的临床判别如下。

轻症：视力仅轻、中度下降，眼部刺激症状较轻，角膜仅轻度水肿或无水肿，前房炎症亦较轻，仅有少量或无前房积脓，玻璃体轻度混浊，眼底检查尚能看到视盘及视网膜大致状态。

重症：视力严重下降，眼睑水肿、疼痛、结膜充血等眼部刺激征重，角膜水肿明显，前房积脓显著，玻璃体混浊严重，已无法观察视盘及视网膜。

第三节　诊断要点与实验室检查

一、临床诊断要点

结合病史及眼部表现，典型的感染性眼内炎临床诊断不难，但对于不典型的眼内炎、早期炎症或迟发性炎症，临床诊断有时会比较困难。当出现以下情况时，应当疑诊眼内炎。

（1）开放性眼外伤患者出现与损伤程度不相符合的眼睑充血、水肿、流泪、眼部疼痛等刺激症状或上述表现在伤后 48 小时内加重者。

（2）内眼手术患者术后早期出现与手术不相符合的结膜充血、角膜水肿、较重的前房反应或前房积脓和（或）玻璃体混浊。

（3）白内障术后人工晶体表面白色渗出物、房水混浊，局部应用糖皮质激素无效甚至加重者。

（4）青光眼滤过手术患者的滤过泡变白，或破裂、渗漏，并伴随出现视力下降、前房反应加重者。

（5）开放性眼球外伤或内眼术后患者经治疗后病情好转，视力改善，但在数周后出现渐进性视力下降、玻璃体混浊者，应考虑迟发性眼内感染的可能。

（6）伴有身体其他部位感染灶的糖尿病患者，滥用抗生素、长期使用糖皮质激素或其他免疫抑制剂的患者，出现视力下降、玻璃体混浊及前房渗出等表现者。

（7）近期有过腔镜或胆道、肠道手术史或体内留置支架等植入物的患者出现视力下降、玻璃体混浊等表现。

（8）其他具有全身感染灶的患者出现疑似上述眼内炎症表现的。

二、感染性眼内炎的辅助检查

1.超声检查

眼科B超检查是辅助诊断感染性眼内炎和判断治疗过程中炎症转归的重要依据。感染性眼内炎的B超表现因炎症的轻重不同会导致探查到的玻璃体混浊光团回声有所不同，往往表现为玻璃体腔不均匀的回声光团，炎症越重、光团越多、范围越广，且与球壁关系密切，玻璃体后脱离征象往往不明显（图22-1～图22-3）。这与玻璃体积血完全不同，后者的超声影像表现为玻璃体腔内均匀一致的低回声，多伴有玻璃体后脱离（图22-4～图22-6）。

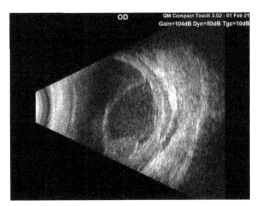
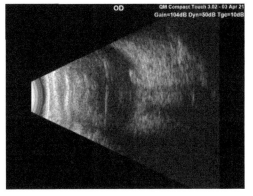

图22-1　中年男性糖尿病患者，内源性细菌性眼内炎，玻璃体腔除较为均匀的中等回声外，可见呈孤形高度隆起的带状回声，为脱离的视网膜；并可见椭圆形囊样回声，为脉络膜脓肿形成，囊内回声强于囊外

图22-2　老年男性患者，曾有恶性肿瘤化疗史，玻璃体切除术后真菌性感染性眼内炎，玻璃体腔回声强弱不等，可见横行条状回声，为玻璃体炎性纤维素性渗出物。球壁可见团状中等回声，为附着于视网膜表面的"脓苔"

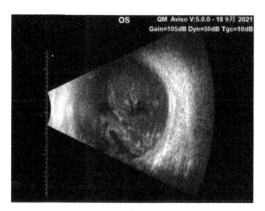

图 22-3 穿通伤后细菌性眼内炎，玻璃体腔可
见强弱不等的回声信号

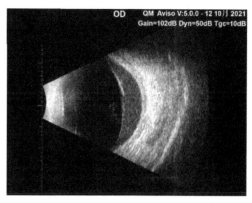

图 22-4 玻璃体后脱离导致的出血，出血位于
玻璃体后皮质和视网膜之间，形成"血池"

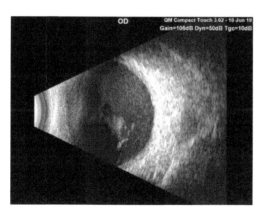

图 22-5 RVO 患者的玻璃体积血，在均匀一
致的中等出血回声中夹杂有较强的团状回声，
为凝血块形成

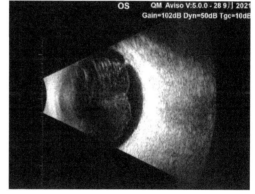

图 22-6 糖尿病患者玻璃体积血，玻璃体腔较
均匀的中等回声，其后可见"3"形的条带，为
玻璃体后脱离；局部与视网膜点状粘连，为新生
血管发出之处

2. 眼内液微生物学检测

眼内液微生物学检测是感染性眼内炎最可靠、最有价值的诊断手段，也是指导
临床精准治疗的最重要的参考依据。对房水或玻璃体标本进行涂片染色镜检是临床
上诊断眼内炎最为简便的方法，涂片检查虽不能明确致病微生物的种属，但可以区
分球菌或杆菌、革兰氏阳性或阴性，还可以通过查找菌丝初步判断是细菌还是真
菌，对指导临床早期治疗具有重要意义。

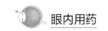

3.玻璃体或房水标本致病微生物培养

玻璃体或房水标本致病微生物培养是比较准确的实验室诊断手段，它不仅可以鉴别病原菌的具体种类，还可以进行药物敏感试验，指导临床精确治疗。但由于临床用药、培养条件等因素的影响，感染性眼内炎的培养阳性率不高，一般为20%～60%，而且耗时较长。因此，致病微生物培养对指导感染性眼内炎的治疗有局限性。

4.其他检测技术

近些年，眼内液检测技术取得了很大进步，PCR、宏基因检测等技术的检测范围广、耗时短，在一定程度上弥补了传统检测手段的不足。建议早期抽取眼内液标本，同时运用多种检测手段综合检测，及时对感染性眼内炎确诊，鉴别致病菌，指导治疗，有利于尽早控制感染，挽救患者的视功能。

第四节　病原菌谱与治疗原则

一、病原菌谱及其变迁

了解感染性眼内炎的致病菌谱及其变迁，对眼内炎早期的经验性药物治疗具有一定的指导意义，对及时控制感染、挽救视功能及改善疾病的预后转归至关重要。

近十年来依据玻璃体标本的病原菌涂片及培养结果对感染性眼内炎的致病菌谱分析显示，外源性感染性眼内炎最常见的致病菌依次为革兰氏阳性菌、革兰氏阴性杆菌和真菌。革兰氏阳性菌中以葡萄球菌属和链球菌属最为常见，其中表皮葡萄球菌是外源性眼内炎，尤其是内眼手术后感染性眼内炎最为常见的致病菌，占外源性眼内炎的50%左右，其次为肺炎球菌。革兰氏阴性杆菌所致的感染性眼内炎中以铜绿假单胞菌最为常见。真菌所致的外源性眼内炎中，常见的致病菌依次为曲霉菌、镰刀菌和念珠菌。值得重视的是，外源性感染性眼内炎，尤其是外伤导致的眼内炎中，常常可见多种细菌，或细菌合并真菌导致的混合感染，其比例可达5%左右。

对于内源性眼内炎，细菌所致者，眼部致病菌和血培养检出的病原菌或全身感染源的致病菌具有一致性。而真菌性内源性眼内炎的病原菌与血培养结果的一致性更高，但与感染源不一定是相同的致病菌。目前的研究资料显示，西方国家真菌性内源性眼内炎占比在50%～65%；而我国略有差异，细菌性内源性眼内炎略高于真菌性内源性眼内炎。细菌性内源性眼内炎最常见的致病菌为肺炎克雷伯菌、大肠埃希菌、铜绿假单胞菌及葡萄球菌；真菌性内源性眼内炎的常见致病菌为念珠菌、曲霉菌和镰刀菌。其中，在我国南北方又有所不同：北方以念珠菌最为常见，而南方则以曲霉菌最为常见。

值得注意的是，迄今为止，感染性眼内炎的致病菌谱是建立在主要以传统涂片和病原体培养为检测手段的基础上的。而近年来，随着微生物学检测手段的不断进步和创新，针对眼内液的更加快速和精准的检测技术相继出现并日趋完善和成熟，如PCR、宏基因检测等，致病菌谱必将得到丰富和完善，甚至会让临床医师重新认识感染性眼内炎。

二、治疗原则

（一）外源性感染性眼内炎的治疗原则

（1）外伤性感染性眼内炎　外伤后急性感染性眼内炎、轻症且不伴有眼内异物者可考虑玻璃体腔注射广谱抗生素；重症或同时伴有眼内异物者应尽早行玻璃体切除术联合玻璃体腔注射抗生素；药物无效或病情加重者也应及早行玻璃体切除术。迟发性者，病情进展往往较慢，可先行玻璃体抗生素药物注射，不能有效控制感染的，及时行玻璃体切除术；但对于部分迟发性感染，玻璃体腔可能有外伤后早期未能发现的异物，此类病例一旦明确异物，也应及时手术。

（2）手术后感染性眼内炎　和急性外伤性感染性眼内炎相比，手术后发生的眼内感染，多数病情及进展要相对缓和，因此早期可行玻璃体腔抗生素药物注射，感染不能有效控制的，及时手术；对术后早期出现的重症眼内感染，一经确诊，立即进行玻璃体切除术。

（3）其他原因的外源性感染性眼内炎　角膜溃疡穿孔导致的眼内感染，由于其病原菌性质一般已明确，一经诊断，应及时行前房冲洗并使用敏感抗生素眼内注射，联合结膜瓣遮盖或行角膜移植术；病情进展较快的，及时联合进行玻璃体切除

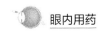

术；对于抗青光眼手术后滤过泡源性的眼内感染，及时行前房冲洗联合眼内抗生素注射，同时行滤过泡局部清创和修补，重症者联合行玻璃体切除术。

（二）内源性感染性眼内炎的治疗原则

内源性感染性眼内炎治疗应全身抗感染治疗和眼局部治疗并重。

（1）细菌性内源性眼内炎　轻症者静脉使用敏感抗生素联合玻璃体腔药物注射；重症者则应在静脉使用敏感抗生素抗感染的同时，尽早进行玻璃体切除术。

（2）真菌性内源性眼内炎　未累及黄斑且玻璃体炎症轻微者，可以仅全身用药；黄斑受累者，应在全身用药的基础上联合玻璃体腔药物注射；对于玻璃体炎症较重者，则在全身用药抗感染的同时，尽早行玻璃体切除术。

第五节　玻璃体腔药物注射治疗

感染性眼内炎是最为严重的眼科急症之一，也是内眼手术后最为严重的并发症之一。由于血 - 眼屏障的存在，全身用药、球周局部用药不一定能达到有效的眼内药物浓度，因此，眼内药物注射和玻璃体切除术成为治疗感染性眼内炎的两大主要手段。部分眼内炎患者角膜水肿、混浊而无法窥及眼底，或基层医疗机构由于医疗技术和设备的限制不具备行玻璃体切除术的条件，故在临床诊断后尽早进行眼内药物注射显得尤为重要。

一旦临床疑诊感染性眼内炎，无论外源性还是内源性，在未明确具体病原体的情况下，可根据临床判断，结合各类型眼内炎的致病菌谱，尽早给予玻璃体腔注射广谱抗生素治疗。同时，行前房和玻璃体穿刺取样送检，争取在最短时间内明确致病菌。对于致病菌已明确的，选择敏感药物进行玻璃体腔注射。

一、常用抗细菌类药物及用药方法

1. 头孢菌素类

头孢菌素类抗菌药属于 β- 内酰胺类抗生素，能够抑制转肽酶，并与 β- 内酰胺结合蛋白相结合。干扰菌体细胞壁的合成，改变细胞壁的通透性，可释放溶菌素，使菌体裂解。

（1）第一代头孢菌素　代表药物头孢唑林，对革兰氏阳性球菌敏感，玻璃体腔注射剂量为（1.0～2.5）mg/0.1 mL。但随着耐药性的不断增多，临床上已逐步被其他药物所取代。

（2）第二代头孢菌素　代表药物头孢呋辛钠，玻璃体腔注射剂量为 1.0 mg/0.1 mL；抗菌谱较广，易透过血－眼屏障。其对多数革兰氏阳性菌（如金黄色葡萄球菌、肺炎链球菌、化脓性链球菌等）和需氧革兰氏阴性菌（如大肠埃希菌、流感杆菌、副流感嗜血杆菌、肺炎克雷伯菌、卡他莫拉菌、淋病奈瑟球菌等）都具有很强的抗菌活性。

（3）第三代头孢菌素　代表药物头孢哌酮，玻璃体腔注射剂量为（2.0～10.0）mg/0.1 mL；头孢噻肟，玻璃体腔注射剂量为（1.0～2.0）mg/0.1 mL。对革兰氏阳性菌的作用不如第一、第二代头孢菌素，对革兰氏阴性杆菌的作用优于第一、第二代头孢菌素，尤其对铜绿假单胞菌作用较强。可透过血－眼屏障。

（4）第四代头孢菌素　代表药物头孢吡肟，玻璃体腔注射剂量为（5.0～10.0）mg/0.1 mL。抗菌谱比第三代头孢菌素更广，对革兰氏阳性、阴性菌都具有较强的抗菌活性，对 β- 内酰胺酶稳定。对铜绿假单胞菌也有很好的抗菌作用，但较亚胺培南稍弱。可透过血－眼屏障。

2. 亚胺培南

亚胺培南属新一代的 β- 内酰胺类抗生素，抗菌谱广，作用强大。对需氧革兰氏阳性菌、阴性菌和厌氧菌都具有强大的抗菌活性，对铜绿假单胞菌及厌氧菌混合感染效果良好。但难以透过血－眼屏障，对感染性眼内炎不适宜全身用药。玻璃体腔注射剂量为 1.0 mg/0.1 mL。

3. 氨基糖苷类

氨基糖苷类抗生素对于细菌的作用主要是抑制细菌蛋白质的合成。此类药物可影响细菌蛋白质合成的全过程，妨碍初始复合物的合成，诱导细菌合成错误蛋白及阻抑已合成蛋白的释放，从而导致细菌死亡。对需氧革兰氏阴性菌具有高度活性，对铜绿假单胞菌敏感，可以和头孢类联合使用，对杀灭铜绿假单胞菌具有协同作用；对厌氧菌无效。

（1）卡那霉素　对多数常见革兰氏阴性菌和结核杆菌有效。玻璃体腔注射剂量为（0.1～0.4）mg/0.1 mL。

（2）妥布霉素　对肺炎杆菌、肠杆菌属、变形杆菌属、铜绿假单胞菌等多数革兰氏阴性菌的抑菌或杀菌作用强，尤其适合治疗铜绿假单胞菌感染，可与头孢菌素类药物联合使用。玻璃体腔注射剂量为（0.1～0.2）mg/0.1 mL。

（3）阿米卡星（丁胺卡那霉素）　卡那霉素的半合成衍生物，是抗菌谱最广的氨基糖苷类抗生素。对妥布霉素等其他氨基糖苷类耐药的病原菌仍然敏感，常作为首选药。与 β- 内酰胺类联合使用具有协同作用。玻璃体腔注射剂量为（0.1～0.4）mg/0.1 mL。

4. 喹诺酮类

喹诺酮类和其他抗菌药的作用点不同，它们以细菌 DNA 为靶点，妨碍细菌 DNA 回旋酶的作用，造成细菌 DNA 的不可逆性损害，从而使细菌细胞不再分裂。目前，该类药物共有四代，临床应用最多的为第三代和第四代，即氟喹诺酮类。主要作用于革兰氏阴性菌，对革兰氏阳性菌的作用较弱；对厌氧菌和衣原体、支原体有效；本类药物不受质粒传导耐药性的影响，与许多抗菌药物间无交叉耐药性；孕妇、哺乳期妇女及儿童禁用。

（1）第三代喹诺酮类药物　代表药物为氧氟沙星，玻璃体腔注射剂量为（0.1～0.2）mg/0.1 mL。

（2）第四代喹诺酮类药物　代表药物加替沙星，玻璃体腔注射剂量为 400 μg/0.1 mL；莫西沙星，玻璃体腔注射剂量为 160 μg/0.1 mL。

5. 万古霉素

万古霉素不可逆地与细菌细胞壁黏肽的侧链终端形成复合物，阻断细胞壁蛋白质的合成，进而使细菌死亡。对革兰氏阳性菌（包括球菌和杆菌）敏感，但对大多数革兰氏阴性菌无效；很少产生耐药性，且与其他抗生素不出现交叉耐药，因此对其他多种抗生素耐药的革兰氏阳性菌亦对其敏感。玻璃体腔注射剂量为 1.0 mg/0.1 mL。

二、常用抗真菌类药物及其用药方法

1. 唑类抗真菌药

唑类抗真菌药主要通过抑制真菌细胞色素 P450，从而诱导真菌细胞通透性发生改变，导致真菌细胞的死亡。常用药物有氟康唑和伏立康唑。

（1）氟康唑　抗菌谱窄，仅对部分念珠菌属敏感；易透过血－眼屏障，全身用药就可以在眼内达到有效治疗浓度，口服吸收率高，静脉用药和口服效果大致相当，互换无须更换剂量。无须眼内注射。

（2）伏立康唑　抗菌谱广，对大部分真菌（念珠菌、曲霉菌、镰刀菌、隐球菌、足放线菌属等）都敏感；可透过血－眼屏障，全身用药亦可达到眼内有效治疗浓度；口服吸收率高，静脉用药和口服互换无须更换剂量。玻璃体腔注射剂量 0.1 mg/0.1 mL。

2. 多烯类抗真菌药

该类药物与真菌细胞膜上的麦角固醇结合，使细胞膜上形成微孔，改变细胞膜的通透性，引起细胞内物质外渗，从而致真菌死亡。抗菌谱广，对大部分真菌敏感；分子量大，难以透过血－眼屏障，全身用药不能达到有效眼内治疗浓度；局部应用刺激性大，其脂质体可减少局部不良反应，增强疗效。常用药有两性霉素 B，玻璃体腔注射剂量为（5～10）μg/0.1 mL；两性霉素 B 脂质体，玻璃体腔注射剂量为（20～40）μg/0.1 mL。

3. 棘白菌素类抗真菌药

常用的棘白菌素类抗真菌药为卡泊芬净，通过抑制真菌细胞壁的一种基本成分——β（1，3）-D- 葡聚糖的合成发挥抗真菌作用。安全性高，常作为儿童的一线抗真菌用药；分子量大，难以透过血－眼屏障，全身用药不能达到有效眼内治疗浓度。玻璃体腔注射剂量为 0.1 mg/0.1 mL。

三、糖皮质激素的眼内应用

糖皮质激素具有快速而强大的抗炎作用，但又具有强大的免疫抑制作用，降低了机体组织的防御能力。因此，糖皮质激素在感染性眼内炎的治疗中，必须要在足

量抗生素使用的基础上应用，才能起到快速控制感染、减轻炎症、改善预后的效果。

在细菌性眼内炎的玻璃体注射治疗中可以联合注射地塞米松，注射剂量一般推荐不超过 400 μg；对于真菌性眼内炎，玻璃体腔注射糖皮质激素尚存争议，因担心注射后会导致真菌繁殖，加重感染，因此一般不推荐使用。

第六节　疗效评估与后续治疗

对于轻症眼内炎，玻璃体及视网膜情况可见者，玻璃体注射后炎症转归情况可根据裂隙灯及检眼镜检查所见，结合视力及患者主诉，易于评估；对于重症眼内炎，尤其是角膜水肿，玻璃体及视网膜情况不可见者，疗效的评估除观察患者局部刺激症状、眼前段病情变化外，B 超监测是判断玻璃体炎症的重要依据，可连续每日进行 B 超检查，了解玻璃体炎症的转归。

感染性眼内炎是眼科的急危重症，尽早控制感染，最大限度地挽救视功能是临床治疗的宗旨。玻璃体腔注射抗生素治疗在多数情况下是为早期控制感染、进一步行玻璃体切除术赢得时机和创造条件。对于轻症感染或重症感染不具备手术条件时，可以及时给予广谱抗生素注射。在经药物治疗 48 小时无明显效果，或虽行玻璃体腔注射抗生素，但在 24 小时内感染持续加重者，应果断行玻璃体切除术。

（贺永宁）

参考文献

[1] 黎晓新，张正．眼内炎的诊断与处理及预防 [J]．中华眼科杂志，2006，10：946-950．

[2] 王伟，徐海峰，原公强，等．外伤性感染性眼内炎病因和致病菌临床分析 [J]．眼外伤职业眼病杂志，2002，5：490-492．

[3] 孟玥，周典蓉，史艳萍，等．感染性眼内炎致病原因及病原菌分布 [J]．中国感染控制杂志，2020，19（10）：884-888．

[4] 朱恺，顾永昊，王志玲，等．感染性眼内炎的临床治疗及特点 [J]．临床眼科杂志，2020，28（1）：39-41．

[5]　SEFIDAN B B，TABATABAEI S A，SOLEIMANI M，et al. Epidemiological characteristics and prognostic factors of post-traumatic endophthalmitis[J]. Journal of International Medical Research，2022，50（2）：1-10.

[6]　MALMIN A，SYRE H，USHAKOVA A，et al. Twenty years of endophthalmitis：Incidence，aetiology and clinical outcome[J].Acta Ophthalmol，2021，99（1）：e62-e69.

[7]　KAZI A A，JERMAK C M，PEYMAN G A，et al. Intravitreal toxicity of levofloxacin and gatifloxacin[J]. Ophthalmic Surg Lasers Imaging，2006，37（3）：224-229.

[8]　贺永宁，庞秀琴，郑鹏飞，等 . 滤过泡漏感染性眼内炎临床分析 [J]. 眼外伤职业眼病杂志，2007，29（7）：503-505.

[9]　Durand M L，Miller J W，Young L H. Endophthalmitis：An overview[M]. Cham：Springer International Publishing，2016.

[10]　LIM H W，SHIN J W，CHO H Y，et al. Endogenous endophthalmitis in the Korean population：a six-year retrospective study[J]. Retina，2014，34（3）：592-602.

[11]　范媛媛，魏文斌 . 内源性眼内炎新进展 [J]. 国际眼科纵览，2018，5：329-337.

[12]　林晓峰，袁敏而 . 重视真菌性眼内炎诊疗规范性 [J]. 中华实验眼科杂志，2019，37（5）：321-325.

[13]　INVERNIZZI A，SYMES R，MISEROCCHI E，et al. Special domain optical coherence tomography findings in endogenous candida endophthalmitis and their clinical relevance[J]. Retina，2017，38（5）：1011-1018.

[14]　庞秀琴，王文伟 . 同仁眼外伤手术治疗学 [M]. 北京：北京科学技术出版社，2006.

[15]　贺永宁，刁鹏飞，吕勤超，等 . 开放性眼球外伤迟发性感染性眼内炎救治分析 [J]. 中华眼外伤职业眼病杂志，2011，33（9）：645-647.

[16]　AYDIN E，KAZI A A，PEYMAN G A，et al. Intravitreal toxicity of moxifloxacin[J]. Retina，2006，26（2）：187-190.

第二十三章
视网膜母细胞瘤的眼内用药

第一节 概述

视网膜母细胞瘤（retinoblastoma，RB）是一种在儿童期发生的严重的眼部恶性肿瘤，表现为无痛性白瞳，并威胁到患者的生存。这种眼内恶性肿瘤如果不予治疗，患者可在 1 ～ 2 年内死亡。在世界范围内，视网膜母细胞瘤患者的生存率与经济发展水平呈正相关，在非洲生存率约为 30%，在亚洲生存率为 60%，在拉丁美洲生存率为 80%，在欧洲和北美洲为 95% ～ 97%。

视网膜母细胞瘤的临床特征因肿瘤程度而异，通常取决于诊断的延迟程度，最常见的就诊体征包括白瞳、斜视和视力不佳。视网膜母细胞瘤的诊断是基于视网膜有特征性的黄白色肿块，通常伴有周围的视网膜下液、肿瘤细胞的视网膜下种植和玻璃体种植。诊断根据临床特征及荧光素血管造影、超声检查、计算机断层扫描或磁共振成像的辅助检查确定。因为存在肿瘤播散的风险，故不进行视网膜母细胞瘤的穿刺活检或开放性活检。尽管有典型的表现，视网膜母细胞瘤仍需与其他疾病，如 Coats 病、永存原始玻璃体残留、玻璃体出血等疾病相鉴别。

为了便于治疗方法的选择及效果的评估，对视网膜母细胞瘤提出了不同的分类方法。目前，最常用的分类是国际眼内视网膜母细胞瘤分类（international intraocular retinoblastoma classification，IIRC），这种分类主要是基于视网膜下及玻璃体肿瘤种植的存在和范围（表 23-1）。

表 23-1　视网膜母细胞瘤的分类

分组	费城版	拉斯维加斯版
A	Rb ≤ 3 mm	Rb ≤ 3 mm，距中央凹至少 3 mm 并且距视神经 1.5 mm。无种植
B	Rb > 3 mm 或位于黄斑或视盘周围（距视盘＜ 1.5 mm）或存在 SRF	没有玻璃体或视网膜下种植和 A 组未包括的任何大小或位置的视网膜肿瘤。距肿瘤边缘≤ 5 mm 的外围视网膜下液
C	Rb 伴≤ 3 mm SRS 或有来自 Rb 的 VS ≤ 3 mm	有局灶性玻璃体或视网膜下种植和任何大小或位置的离散肿瘤。种植必须是局部、微小和有限的，并且局限于理论上可以用放射性斑块处理。可能存在达一个象限的视网膜下液
D	Rb 伴来自 Rb 的 SRS > 3 mm 或来自 Rb 的 VS > 3 mm	有弥漫性玻璃体或视网膜下种植和（或）大量、非离散的内生或外生性病变。比 C 组更广泛的种植，视网膜脱离大于一个象限
E	Rb 大小为眼球的 50% 以上或新生血管性青光眼或不透明介质或侵犯视神经、脉络膜、巩膜、眼眶、前房	大的 Rb 伴有解剖学或功能性眼部破坏伴有以下一种或多种：新生血管性青光眼、大量眼内出血、无菌性眼眶蜂窝织炎、前至前玻璃体界面的肿瘤、肿瘤接触晶状体、弥漫性浸润性肿瘤、眼球萎缩或萎缩前期

注：Rb，视网膜母细胞瘤；SRF，视网膜下液；SRS，视网膜下种植；VS，玻璃体种植。

第二节　视网膜母细胞瘤的治疗

视网膜母细胞瘤的治疗有三个层次：首先是挽救患者生命；其次是在使患者生存的前提下保留眼球；最后是在生存和保留眼球的前提下尽可能挽救患者的视觉功能。视网膜母细胞瘤的治疗涉及适当治疗方法的决策及检测治疗效果和评价肿瘤是否复发的细致随访。治疗视网膜母细胞瘤的方法有眼球摘除术、远距离放疗（外照射）或近距离放疗（斑块放疗）、各种不同给药途径和方案的化疗，以及冷冻疗法、经瞳孔温热疗法和激光光凝术的局灶性治疗等。

20 世纪 70 年代，对视网膜母细胞瘤患者尽早行眼球摘除术对于挽救患者生命非常重要。20 世纪 80 年代，体外放疗（external beam radiotherapy，EBRT）取得了很好的治疗效果，也很受眼科医师的欢迎，但后来发现，经体外放疗的患者有发生辐射相关的第二原发性肿瘤的风险，致使这种治疗方式逐渐被放弃。到 20 世纪 90 年代，引入了长春新碱、依托泊苷和卡铂等药物的系统性静脉内化疗（IVC）。目前，

IVC 仍然普遍用于眼内视网膜母细胞瘤的控制和预防全身转移，不幸的是，超过一半 IVC RB 患眼因视网膜下或玻璃体肿瘤细胞种植需要摘除眼球。

本世纪初，已经探索了动脉内化疗（intra-arterial chemotherapy，IAC），极大地改变了视网膜母细胞瘤的治疗结果。动脉内化疗又称眼动脉化疗（ophthalmic artery chemotherapy，OAC）是治疗眼部视网膜母细胞瘤尤其是单侧病例的新选择。2004 年，Yamane 等报道了一种选择性眼科动脉输注美法仑治疗眼内视网膜母细胞瘤的系统，引起了人们的广泛关注。特别是 Munier 等介绍了一种安全性增强技术，能克服 IAC 产生视网膜母细胞瘤细胞眼外播散这种较严重并发症的风险，IAC 才得到了普遍的应用。

IAC 实际是一种介入治疗，采取腹股沟入路，将药物注入同侧的眼动脉，化疗药物直接施用于肿瘤部位，达到其局部最大浓度，全身性并发症很少，眼挽救率高，不良反应可接受。如果肿瘤主要是在视网膜或视网膜下，无疑 IAC 是一种非常有效的治疗方法，可作为视网膜母细胞瘤的一线治疗。IAC 的局部毒性主要与眼动脉、视网膜动脉或脉络膜的血管损害有关。尽管大多数有玻璃体播种的眼睛可以单独用 OAC 治疗，但玻璃体播种仍然是使用 OAC 治疗的眼睛需要摘除的主要原因。

另外，20 多年来，眼周注射卡铂也通常被作为全身化疗的辅助手段，用于视网膜母细胞瘤控制。眼周用药 30 分钟，在玻璃体腔可达到静脉注射途径 6 ~ 10 倍的剂量，并且可以持续数小时。

很早有研究者设想将化疗药物直接注射到玻璃体腔中治疗 RB，因为有视网膜母细胞瘤向眼外播散的风险，这种给药途径是被禁止的。正式的玻璃体腔化疗（intravitreal chemotherapy，IVitC）是从 20 世纪 60 年代开始的，当时初步探索了在兔眼模型中使用硫替哌治疗视网膜母细胞瘤的玻璃体腔化疗的毒性。基于对 12 种药物的体外测试，发现美法仑（melphalan hydrochloride，MH）是治疗视网膜母细胞瘤最有效的化疗药物。美法仑是一种不稳定的细胞毒性氮芥衍生物烷化剂，可抑制 DNA 和 RNA 合成，通过直接抗肿瘤和抗血管生成起作用。在兔眼模型中，4 μg/mL 的剂量实现了完全的肿瘤抑制。用药的剂量取决于眼球的大小，兔眼的这一剂量与人玻璃体的 20 ~ 30 μg 剂量相关。眼科临床应用显示对伴有玻璃体种植的视网膜母细胞瘤患者有较高的眼球保留率。美法仑玻璃体腔化疗的肿瘤控制效果及毒性与剂量呈正比。用低剂量美法仑（8～10 µg）治疗的眼睛显示出较差的控制和较小的不良反应，而用较高剂量（30～50 µg）治疗的眼睛显示出良好的控制，但有较严重的毒副作用。50 µg剂量有明显的毒性，可造成持续性低眼内压和眼球萎缩。

根据视网膜母细胞瘤的眼别和分类，可选择应用几种化疗方法。一般而言，大多数双侧视网膜母细胞瘤患儿接受全身性IVC，控制眼部肿瘤和预防转移、松果体母细胞瘤和后期的第二种癌症；对于单侧视网膜母细胞瘤，IAC提供出色的控制，全身效应最小；眼周化疗与IVC结合使用，以增强晚期病例中眼睛的剂量；玻璃体腔注射化疗目前仅用于其他方法控制不完全后有复发性玻璃体种植的眼睛。另外，还有根据IIRC分组的治疗方案：A组眼通常适合通过冷冻治疗或激光治疗等局灶性方法进行治疗，成功率非常高；B组、C组和D组眼接受全身化疗，伴或不伴有额外的局灶性治疗（激光、冷冻及斑块放疗），化疗最好根据预定的强化方案进行。最常用的药物包括卡铂、依托泊苷和长春新碱，每三周通过中心静脉通路线给药1次，但用药的次数、周期及额外环孢菌素的使用存在差异。化疗后100%的A组病例、93%的B组病例、90%的C组病例和47%的D组病例均可保留眼球。与放疗相比，全身化疗可以治疗潜在的转移，降低第二种非眼部肿瘤的风险，改善视力，并可能减少松果体母细胞瘤的形成。

E组或大多数晚期视网膜母细胞瘤眼通常建议及时行眼球摘除手术。在摘除术前进行化疗可能会掩盖需要术后辅助化疗的预先存在的病理性不良因素。

第三节　视网膜母细胞瘤的种植与玻璃体腔用药

迄今为止，IVitC仅用于该视网膜母细胞瘤对全身静脉化疗和（或）OAC（或初始OAC辅助治疗）无效的持续性或复发性玻璃体种植。

视网膜母细胞瘤细胞的玻璃体腔种植在RB治疗中是最具挑战性的，过去已使用各种辅助治疗来解决RB的玻璃体播散问题，包括EBRT、全身化疗前的冷冻治疗及增加玻璃体腔治疗浓度的化疗药物的眼周递送，都获得了不同的玻璃体种植控制率和眼球挽救率。它们对EBRT、IVC、局部激光或冷冻疗法的反应都很差。肿瘤细胞的玻璃体种植（vitreous seeding，VS）和视网膜下种植（sub-retinal seeding，SRS）也是静脉化疗后的不良预后体征和 IVC 后治疗失败和需要摘除的最常见原因之一。引入眼动脉内化疗后提高了玻璃体种植眼睛的眼球挽救率，但仍然是 OAC 后眼球摘除的主要原因。

玻璃体种植通常可见于大的肿瘤的内生增殖。病理学上，大多数玻璃体播散物是坏死的肿瘤细胞，但它们也可以作为完整、活的肿瘤细胞存在，有进一步生长肿瘤的风险。除了导致肿瘤植入视网膜，肿瘤细胞还可以迁移到眼前段。

玻璃体腔化疗现已在全球范围内用于管理 RB 的玻璃体播散，它的成功率很高，且不增加眼外扩散或转移的风险。

玻璃体腔化疗（IVitC）允许直接在肿瘤部位引入化疗药物，从而在局部达到最大浓度，以最低的全身浓度获得最大的治疗效果。玻璃体腔注射盐酸美法仑是破坏 RB 玻璃体种植的有效技术。Munier 等推荐的玻璃体腔注射治疗玻璃体种植的指南：①没有眼前段侵袭和后房侵袭；②没有玻璃体脱离；③注射部位没有视网膜脱离、肿瘤和玻璃体种植。因此，所有眼睛在注射前都应接受超声生物显微镜检查，以了解眼前节及前部玻璃体情况。

临床研究的结果证明，美法仑最低剂量（8 μg）对有玻璃体腔种植的 RB 控制效果较差，而最高剂量（50 μg）可产生包括白内障、玻璃体腔和视网膜下出血及眼球萎缩等局部毒性。20 ～ 30 μg 的玻璃体腔注射剂量是理想的。美法仑玻璃体腔注射剂量为 20 ～ 30 μg，每半个月注射 1 次，在 2 ～ 3 个月内注射 4 ～ 6 次。有研究报道，玻璃体腔注射 20 ～ 30 μg 美法仑后，100% 的眼种植得以控制，100% 的眼睛得以挽救，在 9 个月随访时没有复发。

除美法仑外，其他玻璃体腔使用的化疗药物还包括甲氨蝶呤、卡铂和托泊替康。玻璃体腔注射甲氨蝶呤 400 μg，每半个月注射 1 次，需 20 ～ 27 次，持续 12 个月，才能达到完全控制和维持阶段。盐酸托泊替康是一种拓扑异构酶 -1 抑制剂，在不多的临床研究中，玻璃体腔注射托泊替康与美法仑两种药物联合应用可以很好地控制玻璃体种植。

玻璃体腔注射美法仑等药物适用于持续性和（或）复发性玻璃体种植的 RB 眼睛，在对 RB 进行最大限度的全身静脉化疗或动脉化疗时作为辅助。

2014 年，Munier 进一步分析了视网膜母细胞瘤种植的表现，并将其分为三个亚型，即尘埃状、球形和云状。这种分类可以预测种植消退的时间和玻璃体腔注射美法仑所需的次数：尘埃状，球形和云状玻璃体种植的中位消退时间分别为 0.6 个月、1.7 个月和 7.7 个月，达到消退所需注射次数的中位数分别为 3 次、5 次和 8 次。

第四节　玻璃体腔用药与其他治疗的联合

在大多数 "D" 类眼及 VS 眼，使用眼动脉化疗（OAC）后，药物聚集在视网膜下空间，像 "仓库" 输送系统一样工作，有效地将种植的肿瘤细胞浸泡在化疗中数小时，对大多数 SRS 患者的眼睛都能起到挽救作用。当玻璃体腔注射美法仑加 OAC 时，患者整体化疗暴露减少，治愈时间缩短，眼挽救率增加，通常可以挽救 90% 以上的 D 期眼睛，而不会产生注射后影响患者生存的肿瘤的眼外扩散。

出现在 OAC 成功治疗之后的视网膜下肿瘤细胞种植被称为 "新 SRS"，可通过第二或第三个疗程的 OAC，部分可挽救眼球。通过玻璃体腔注射化疗药物（美法仑 30 μg 或美法仑 30 μg 加托泊替康 20 μg）联合 810 nm 间接激光（连续波）对新 SRS 光凝，被证明是安全有效的，这为临床医师提供了一种挽救新 SRS 眼睛的选择。

第五节　眼内化疗药物的准备与注射方法

一、眼内化疗药物的准备

MH 有两个主要缺点。第一是玻璃体腔 MH 对视网膜有毒性；第二是 MH 固有的不溶性，导致传统配方的 MH 溶液半衰期短。MH 在溶液中只能稳定 1 ~ 2 小时，因此不能提前准备，患者经常需要在麻醉状态下等待药物的制备。现有一种新的无丙二醇的美法仑制剂（melphalan）在溶液中稳定的时间要比 MH 长得多。研究数据表明，玻璃体腔 melphalan 与 MH 一样有效，没有额外的毒性，并且具有更高的稳定性和易用性。

盐酸美法仑为 50 mg 冻干粉，需要在无菌室中用不含防腐剂的 0.9% 的氯化钠溶液溶解。首先，加入 10 mL 不含防腐剂的 0.9% 的生理盐水以达到 5 mg/1 mL 的浓度，并剧烈摇动，直到获得澄清的溶液。然后，将 1 mL 美法仑注射到真空的无菌小瓶中，再加入 24 mL 0.9% 的氯化钠以产生 200 µg/mL 的溶液。最后，将稀释的药物（0.3 mL）通过 5 µm 过滤器转移到 1 mL 的注射器中。相应地调整剂量（20 µg/0.1 mL；25 µg/0.125 mL；30 µg/0.15 mL）。需要注意的是，美法仑的半衰期短，应在配制后 1 小时内使用。

同样，盐酸托泊替康用 0.9% 的生理盐水稀释至 20 µg/0.1 mL，但半衰期较长。

二、玻璃体腔化疗的操作方法

虽然玻璃体腔注射的技术看起来很简单，但它在充满肿瘤的眼睛中具有肿瘤眼外播散及全身转移导致死亡的高风险。通过适当选择病例和增强注射操作技术的安全性，可降低 RB 眼外扩散的风险。Munier 等提出的增强安全性玻璃体腔注射操作方法如下。

第一，降低眼内压（可采用前房穿刺术或眼球按摩）。

第二，注射点定位，即通过事先超声生物显微镜检查，确认无肿瘤的区域，将其确定为注射部位。

第三，使用 32 G 针头进行玻璃体腔注射，并在针头从眼睛中取出时在针头入口处进行反复三次的冷冻与解冻，以破坏注射口区可能存在的肿瘤细胞，防止注射后的肿瘤细胞播散。

第四，用镊子抓住眼球晃动，使玻璃体腔的药物尽快在眼内均匀分布，避免局部的高浓度造成的局部视网膜毒性。

第六节　视网膜母细胞瘤眼内用药的毒性与注意事项

玻璃体腔化疗现已在全球范围内用于治疗 RB 的玻璃体种植，可以挽救本来会被摘除的眼球，但这是以继发眼毒性的并发症为代价的，已被证明具有显著、永久和不可逆的眼毒性。虽然玻璃体腔注射美法仑的全身毒性非常有限，但它确实具有可能涉及视网膜、晶状体、角膜和虹膜的眼内毒性。美法仑被认为会通过直接作用、降解为有害代谢物、其载体的不良反应或眼部穿透引起附带毒性。美法仑的眼内毒性是剂量依赖性的，并且与玻璃体相对于注射部位的浓度梯度有关。

视网膜母细胞瘤患者玻璃体腔化疗最常遇到的不良反应，轻者为一过性结膜炎、短暂性角膜炎、注射部位红斑、结膜下出血，较重者为局灶性晶状体混浊和轻度玻璃体出血、在药物最大浓度部位的视网膜色素斑驳、ERG 振幅降低，更严重者为眼球萎缩和低眼内压导致眼球摘除。在摘除的眼睛中发现严重的胶质细胞增多、血管闭塞、视网膜坏死及视网膜和脉络膜新生血管形成。

有学者提出，与葡萄膜炎在有色人种中的发病率较高相类似，玻璃体腔注射美法仑后葡萄膜的炎症和眼前节毒性在亚洲国家人群中会更严重。色素更深的眼睛可能会吸收较多的美法仑，导致更多的视网膜色素上皮毒性，并延伸到视网膜和脉络膜。

为尽可能避免眼内化疗产生眼内毒性的风险，应注意检查所有接受美法仑等玻璃体腔注射治疗的眼睛是否存在禁忌证。超声生物显微镜 360° 睫状体扁平部的临床评估对于玻璃体腔注射的安全性至关重要，检查时注意有无以下情况：肿瘤向睫状体和（或）眼前段的扩散、肿瘤充满眼睛、视网膜脱离和玻璃体出血，排除肿瘤扩散破坏眼球壁和眼前段的风险。

必须确认所选注射部位没有肿瘤，并且距离玻璃体种植位置 2 个钟点位以外的象限中。选择较细的针头（32 G），在距角巩缘 3 ～ 3.5 mm 的睫状体扁平部进针，针头指向玻璃体腔的中心。在注射前进行前房穿刺或眼球按摩降低眼内压，可避免玻璃体反流，防止肿瘤细胞的外溢。药物注射结束后，应在针头拔出的同时在注射部位进行反复三次的冷冻与解冻。再用镊子轻轻晃动眼球，使注射的药物在玻璃体中均匀分布以减少局部毒性。注射后，应检查眼底是否有急性并发症，如视网膜脱离、玻璃体和（或）视网膜出血。再用平衡盐溶液冲洗眼外的化疗药物，以尽量减少眼部的毒性。

（陈娟　刘汉生）

参考文献

[1] KIVELA T. The epidemiological challenge of the most frequent eye cancer：retinoblastoma，an issue of birth and death[J]. Br J Ophthalmol，2009，93：1129-1131.

[2] MURPHREE A L. Intraocular retinoblastoma：the case for a new group classification[J]. Ophthalmol Clin North Am，2005，18：41-53.

[3] ABRAMSON D H，JI X，FRANCIS J H，et al. Intravitreal chemotherapy in retinoblastoma：expanded use beyond intravitreal seeds[J]. Br J Ophthalmol，2019，103（4）：488-493.

[4] SHIELDS C L，FULCO E M，ARIAS J D，et al. Retinoblastoma frontiers with intravenous，intra-arterial，periocular，and intravitreal chemotherapy[J]. Eye（Lond），2013，27（2）：253-264.

[5] GOBIN Y P，DUNKEL I J，MARR B P，et al. Intra-arterial chemotherapy for the management of retinoblastoma：four-year experience[J]. Arch Ophthalmol，2011，129：732-737.

[6] YAMANE T，KANEKO A，MOHRI M. The technique of ophthalmic arterial infusion therapy for patients with intraocular retinoblastoma[J]. Int J Clin Oncol，2004，9：69-73.

[7] MUNIER F L，GAILLARD M C，BALMER A，et al. Intravitreal chemotherapy for vitreous disease in retinoblastoma revisited：From prohibition to conditional indications[J]. Br J Ophthalmol，2012，96：1078-1083.

[8] VASALAKI M，FABIAN I D，REDDY M A，et al. Ocular oncology：advances in retinoblastoma，uveal melanoma and conjunctival melanoma[J]. Br Med Bull，2017，121（1）：107-119.

[9] MUEN W J，KINGSTON J E，ROBERTSON F，et al. Efficacy and complications of super-selective intra-ophthalmic artery melphalan for the treatmen of refractory retinoblastoma[J]. Ophthalmology，2012，119：611-616.

[10] MUNIER F L，BECK-POPOVIC M，BALMER A，et al. Occurrence of sectoral choroidal occlusive vasculopathy and retinal arteriolar embolization after superselective ophthalmic artery chemotherapy for advanced intraocular retinoblastoma[J]. Retina，2011，31：566-573.

[11] MENDELSOHN M E，ABRAMSON D H，MADDEN T，et al. Intraocular concentrations of chemotherapy following systemic or local administration[J]. Arch Ophthalmol，1998，116：1209-1212.

[12] HAYDEN B C，JOCKOVICH M E，MURRAY T G，et al. Pharmacokinetics of systemic versus focal Carboplatin chemotherapy in the rabbit eye：possible implication in the treatment of

retinoblastoma[J]. Invest Ophthalmol Vis Sci，2004，45：3644-3649.

[13] ERICSON L A，KALBERG B，ROSENGREN B H. Trials of intravitreal injections of chemotherapeutic agents in rabbits[J]. Acta Ophthalmol，1964，42（4）：721-726.

[14] WINTER U，MENA H A，NEGROTTO S，et al.Schedule-Dependent Antiangiogenic and Cytotoxic Effects of Chemotherapy on Vascular Endothelial and Retinoblastoma Cells[J]. PloS One 2016，11：e0160094.

[15] GHASSEMI F，SHIELDS C L. Intravitreal melphalan for refractory or recurrent vitreous seeding from retinoblastoma[J]. Arch Ophthalmol，2012，130（10）：1268-1271.

[16] MANJANDAVIDA F P，SHIELDS C L. The role of intravitreal chemotherapy for retinoblastoma[J]. Indian J Ophthalmol，2015，63（2）：141-145.

[17] AMEMIYA T，YOSHIDA H，ISHIGOOKA H. Vitreous seeds in retinoblastoma，clinical significance and ultrastructure[J]. Albrecht Von Graefes Arch Klin Exp Ophthalmol，1979，211：205-213.

[18] FRANCIS J H，BRODIE S E，MARR B M S，et al. Efficacy and Toxicity of Intravitreous Chemotherapy for Retinoblastoma：Four-Year Experience[J]. Ophthalmology，2017，124（4）：448-495.

[19] SHIELDS C L，DOUGLASS A M，BEGGACHE M，et al. Intravitreous chemotherapy for active vitreous seeding from retinoblastoma：Outcomes After 192 Consecutive Injections. The 2015 Howard Naquin Lecture[J]. Retina，2016，36（6）：1184-1190.

[20] GHASSEMI F，SHIELDS C L. Intravitreal melphalan for refractory or recurrent vitreous seeding from retinoblastoma[J]. Arch Ophthalmol，2012，130：1268-1271.

[21] SHIELDS C L，MANJANDAVIDA F P，AREPALLI S，et al. Intravitreal melphalan for persistent or recurrent retinoblastoma vitreous seeds：Preliminary results[J]. JAMA Ophthalmol，2014，132：319-325.

[22] KIVELÄ T，ESKELIN S，PALOHEIMO M. Intravitreal methotrexate for retinoblastoma[J]. Ophthalmology，2011，118（8）：1689. e1-e6.

[23] GHASSEMI F，SHIELDS C L，GHADIMI H，et al. Combined intravitreal melphalan and topotecan for refractory or recurrent vitreous seeding from retinoblastoma[J]. JAMA Ophthalmol，

2014, 132: 936-941.

[24] MUNIER F L. Classification and management of seeds in retinoblastoma. Ellsworth Lecture Ghent August 24th 2013[J]. Ophthalmic Genet, 2014, 35: 193-207.

[25] FRANCIS J H, ABRAMSON D H, GAILLARD M-C, et al. The classification of vitreous seeds in retinoblastoma and response to intravitreal melphalan[J]. Ophthalmology, 2015, 122: 1173-1179.

[26] SCHAIQUEVICH P, FABIUS A W, FRANCIS J H, et al. Ocular pharmacology of chemotherapy for retinoblastoma[J]. Retina, 2017, 37（1）: 1-10.

[27] MATERIN M A, KUZMIK G A, JUBINSKY P T, et al. Verification of supraselective drug delivery for retinoblastoma using intra-arterial gadolinium[J]. J NeuroIntervent Surg, 2013, 5（6）: e42.

[28] ABRAMSON D H, SHIELDS C L, MUNIER F L, et al. Treatment of Retinoblastoma in 2015: Agreement and Disagreement[J]. JAMA Ophthalmol, 2015, 133（11）: 1341-1347.

[29] ABRAMSON D H, CATALANOTTI F, BRODIE S E, et al. Intravitreal chemotherapy and laser for newly visible subretinal seeds in retinoblastoma[J]. Ophthalmic Genet, 2018, 39（3）: 353-356.

[30] XUE K, REN H, MENG F, et al. Ocular toxicity of intravitreal melphalan for retinoblastoma in Chinese patients[J]. BMC Ophthalmol, 2019, 19（1）: 61.

[31] BOGAN C M, PIERCE J M, DOSS S D, et al. Intravitreal melphalan hydrochloride vs propylene glycol-free melphalan for retinoblastoma vitreous seeds: Efficacy, toxicity and stability in rabbits models and patients[J]. Exp Eye Res, 2021, 204: 108439.

[32] SMITH S J, SMITH B D. Evaluating the risk of extraocular tumour spread following intravitreal injection therapy for retinoblastoma: A systematic review[J]. Br J Ophthalmol, 2013, 97: 1231-1236.

[33] LIAO A, HSIEH T, FRANCIS J H, et al. Toxicity and efficacy of intravitreal melphalan for retinoblastoma: 25 μg Versus 30 μg[J]. Retina, 2021, 41（1）: 208-212.

[34] FRANCIS J H, MARR B P, BRODIE S E, et al. Anterior Ocular Toxicity of Intravitreous Melphalan for Retinoblastoma[J]. JAMA Ophthalmol, 2015, 133: 1459-1463.

[35] HSIEH T, LIAO A, FRANCIS JH, et al. Comparison of efficacy and toxicity of intravitreal melphalan formulations for retinoblastoma[J]. PLoS One, 2020, 15（7）: e0235016.

[36] XUE K, REN H, MENG F, et al. Ocular toxicity of intravitreal melphalan for retinoblastoma in Chinese patients[J]. BMC Ophthalmol, 2019, 19（1）: 61.

附录一
英文缩写词

AMD	age-related macular degeneration	年龄相关性黄斑变性
ANV	angle neovasculariztion	房角新生血管
ARNS	acute retinal necrosis syndrome	急性视网膜坏死综合征
AS	angioid streaks	血管样条纹
BAB	blood-aqueous barrier	血 – 房水屏障
BCVA	best corrected visual acuity	最佳矫正视力
BOB	blood-ocular barrier	血 – 眼屏障
BRB	blood-retina barrier	血 – 视网膜屏障
BRVO	branch retinal vein occlusion	视网膜分支静脉阻塞
BVN	branching vascular network	分支血管网
CNV	choroidal neovascularization	脉络膜新生血管
CRAO	central retinal artery occlusion	视网膜中央动脉阻塞
CRT	central retinal thickness	中央视网膜厚度
CRVO	central retinal vein occlusion	视网膜中央静脉阻塞
CSC	central serous chorioretinopathy	中心性浆液性脉络膜视网膜病变
DME	diabetic macular edema	糖尿病黄斑水肿
DNV	disc neovascularization	视盘新生血管

DR	diabetic retinopathy	糖尿病视网膜病变
DRCR.net	diabetic retinopathy clinical research network	糖尿病视网膜病变临床研究网络
DRS	diabetes retinopathy study	糖尿病视网膜病变研究
EBRT	external beam radiotherapy	体外放疗
EO	endophthalmitis	眼内炎
ERM	epi-retinal membrane	视网膜前膜
FCE	focal choroidal excavation	局灶性脉络膜塌陷
FFA	fundus fluorescein angiography	眼底荧光血管造影
GDD	glaucoma drainage device	青光眼引流装置
HE	hard exudate	硬性渗出
HRVO	hemilateral retinal vein occlusion	视网膜半侧支静脉阻塞
IAC	intra-arterial chemotherapy	动脉内化疗
ICC	intracameral cefuroxime	前房内头孢呋辛钠注射
ICGA	indocyanine green angiography	吲哚菁绿血管造影
ICI	intracameral injection	前房内注射
ICNV	idiopathic choroidal neovascularization	特发性脉络膜新生血管
IGF	insulin-like growth factor	胰岛素样生长因子
IIRC	international intraocular retinoblastoma classification	国际眼内视网膜母细胞瘤分类
INV	iris neovascularization	虹膜新生血管
IOP	intraocular pressure	眼内压
IVB	intravitreal bevacizumab	玻璃体腔注射贝伐珠单抗

IVI	intravitreal injection	玻璃体腔注射
IVitC	intravitreal chemotherapy	玻璃体腔化疗
IVR	intravitreal ranibizumab	玻璃体腔注射雷珠单抗
IVT	intravitreal triamcinolone	玻璃体腔注射曲安奈德
MA	microaneurysm	微动脉瘤
mCNV	myopia choroidal neovascularization	近视性脉络膜新生血管
MCP	multifocal choroiditis with panuveitis	多灶性脉络膜炎伴全葡萄膜炎
MH	melphalan hydrochloride	美法仑
MIC	minimum inhibitory concentration	最小抑菌浓度
NPA	non-perfusion area	无灌注区
NPDR	non-proliferative diabetic retinopathy	非增殖性糖尿病视网膜病变
NVG	neovascular glaucoma	新生血管性青光眼
OAC	ophthalmic artery chemotherapy	眼动脉化疗
OCT	optical coherence tomography	光学相干断层扫描
OCTA	optical coherence tomography angiography	光学相干断层血管成像
OIS	ocular ischemic syndrome	眼部缺血综合征
PCV	polypoidal choroidal vasculopathy	息肉样脉络膜血管病变
PDR	proliferative diabetic retinopathy	增殖性糖尿病视网膜病变
PDT	photodynamic therapy	光动力治疗
PED	pigment epithelium detachment	色素上皮脱离
PEDF	pigment epithelial derived factor	色素上皮驱动因子
PGF	placental growth factor	胎盘生长因子
PI	povidone-iodine	聚维酮碘
PPV	pars plana vitrectomy	经睫状体扁平部的玻璃体切除术

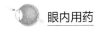

PRP	pan-retinal photocoagulation	全视网膜光凝
RAP	retinal angiomatous proliferation	视网膜血管瘤样增生
RB	retinoblastoma	视网膜母细胞瘤
RNV	retinal neovascularization	视网膜新生血管
ROP	retinopathy of prematurity	早产儿视网膜病变
RPE	retinal pigment epithelium	视网膜色素上皮
RRD	rhegmatogenous retinal detachment	裂孔源性视网膜脱离
RVO	retinal vein occlusion	视网膜静脉阻塞
SC	serpiginous choroidopathy	匐行性脉络膜炎
SDM	subthreshold diode laser micropulse photocoagulation	阈值下的二极管微脉冲激光光凝
SRD	sensory retinal detachment	视网膜神经上皮脱离
SRS	sub-retinal seeding	（RB）视网膜下种植
TA	triamcinolone acetonide	醋酸曲安奈德
TRD	tractional retinal detachment	牵引性视网膜脱离
TRP	targeted retinal photocoagulation	靶向视网膜光凝
VEGF	vascular endothelial growth factor	血管内皮生长因子
VH	vitreous hemorrhage	玻璃体积血
VKH	vogt-koyanagi-harada syndrome	小柳 – 原田氏综合征
VMI	vitreous-macular interface	玻璃体 – 黄斑界面
VS	vitreous seeding	（RB）玻璃体种植
wAMD	wet aged-related macular degeneration	湿性年龄相关性黄斑变性

附录二
关于超说明书用药

　　超说明书用药（Off-lab）的明确定义是药品使用的适应证、给药方法或剂量不在国家特定的药品监管部门批准的说明书之内的用法，又称药品未注册用法、药品说明书外用法。超说明书用药包括用于未经批准的适应证、未经批准的人群或年龄群体、未经批准的剂量、未经批准的给药途径。

　　2022 年 3 月施行的《中华人民共和国医师法》首次将诊疗指南和循证医学下的超说明书用药写入法条。第二十九条指出："医师应当坚持安全有效、经济合理的用药原则，遵循药品临床应用指导原则、临床诊疗指南和药品说明书等合理用药。在尚无有效或者更好治疗手段等特殊情况下，医师取得患者明确知情同意后，可以采用药品说明书中未明确但具有循证医学证据的药品用法实施治疗。医疗机构应当建立管理制度，对医师处方、用药医嘱的适宜性进行审核，严格规范医师用药行为。"因此，如需超说明书用药，至少需要同时具备以下条件：①属于尚无有效或更好治疗手段的特殊情况；②具有循证医学证据的药品用法；③医师取得患者明确知情同意。在药物的这种用法尚未获得国家特定的药品监管部门批准的情况下，医师和患者的权利可通过"知情同意书"统一起来。在超说明书用药时，医师应告知患者治疗步骤、预后情况及可能出现的危险。

　　认知是渐进性的，社会是发展的。有些原属于超说明书用药的药物后来被正式纳入药品使用说明书中，如雷珠单抗开始用于糖尿病性黄斑水肿、视网膜静脉阻塞引起的黄斑水肿、近视性脉络膜新生血管，原来都是超说明书用药，目前已被正式批准纳入这些疾病的治疗中。国家药品监督管理局批准的地塞米松玻璃体腔植入剂使用说明书的适应证为治疗成年患者中由视网膜分支静脉阻塞（BRVO）或中央静脉阻塞（CRVO）引起的黄斑水肿。而根据美国 FDA 批准的相关说明书、欧洲抗风湿病联盟和 NICE 共识，地塞米松植入物可用于非感染性后葡萄膜炎和糖尿病性黄斑水肿的治疗。在药品说明书中，人表皮生长因子适用于皮肤烧烫伤创面（浅Ⅱ度至深Ⅱ度烧烫伤创面）、残余创面、供皮区创面及慢性溃疡创面的治疗。而《中华人民共和国药典临床用药须知》《中国白内障围手术期干眼防治专家共识》等推荐人表皮生长因子滴眼液适用于各种原因引起的角膜上皮缺损，包括角膜机械性损伤、各种角膜手术后、轻度干眼症伴浅层点状角膜病变、轻度化学烧伤等。

临床超说明书用药的需求仍不可忽视，此类应用非常普遍，甚至有些用法已成为习惯用法。

超说明书用药是建立在对疾病发生机制及药物作用机制深刻认识的基础上的，广泛的超说明书用药可以在有限程度上表明药物的有效性和安全性，但未得到全面检验，不能与药品上市申请过程中进行的系统临床试验相提并论。因此，超说明书用药的医学风险超过正常用药，必须非常谨慎。